アレクサンダー・テクニックの使い方

「リアリティ」を読み解く

芳野 香――著

誠信書房

亡き祖父に

そして私の家族に

まえがき

どういうふうにこの本を書こうかといろいろ考えてみたのだが、考えたあげく、できるだけシンプルな方法を取ってみることにした。私のいう「シンプル」とは、さまざまな文献からの引用などで文章を構成するのをなるべく最小限とし、できるだけ私がレッスンでクライアント（レッスンを受けに来る人）としてきたことや話しているようなことを主体に書いてみることにした、ということである。

とはいえ、レッスンはあくまでそのとき自分の前にいる「その個人」に対するものなので、どの人に対しても一様にここに書かれているようなことをお話するわけではない。ここに書かれていることがすべての人にとって必要な情報というわけでもないと思う。しかし、何かレッスンで言いそびれたことや言い足りなかったところを「本」でしかできないようなかたちで伝えられたら嬉しいと思ったし、ふと何かのときに「そうだった、そうだった」という感じで、自分自身をいかす「からだの使い方」を思い出す一つの手立てになってくれればいいか、と思った。だからレッスンを受けている人や、受けたことのある人にはある種の「手紙」のようなつもりで書いたようにも思う。

また、「アレクサンダー・テクニック」を初めて知った人たちにも、できるだけわかりやすく、これまでに出版された翻訳書を読む際にも参考になるようなことを補足できればと思って書いてみた。普段のレッスンとは別に「書き下ろし」などというものを書いてみようと思った理由は、いくつかある。いくつかの誤解や不明瞭な点をわかりやすくしたかったのである。

まず一つに、「習慣性の問題をみるための視点」を明確にしておきたかったということ。習慣化した「からだ」の問題は、事故的に発生した損傷や痛みとは別の性質を持っている。ゆえにその性質に合致した取り組みをしなくてはならないのだが、その認識が十分に明確ではないような気がしたのだ。習慣化した問題の改善は、表出した問題だけをターゲットにするだけでは不十分である。なぜなら、ある行動や状況を繰り返すことができるのは、それが本人の個性や能力、感受性と深く関係しているからである。今は「トラブル」としてしか認識されていないことも、自分の個性を理解し、活かし方がわかれば、より自然に自分の能力を発揮しうるものに変わる可能性を秘めている。しかし、習慣化した「からだの使い方」に対する取り組みが「問題意識」として意識に上るのが痛みや困難を感じた「そのときだけ」になっているために、表面的な対処に追われ、自分の問題がすでにパターン化したものであることに気がつかない人もいる。そのために「習慣化した問題」とはいかなるものなのかがわからず、どのような姿勢（態度）でレッスンに取り組むべきなのか、あるいは、そうしたものに対応するアレクサンダー・テクニックとはどんなものなのかがわからずにいる人が意外と多いのではないかという印象を持っていたことがある。

そのためにも、これまで意外に語られなかった「からだの使い方を学ぶ」という学習行為の特徴を改めて書いておいたほうがよい、と思ったことが一つ。すでに歴史のある欧米では「あたりまえ」すぎて語られないようなことも含めて、「からだに使い方を学ぶ」とはどういうことなのかを、私なりに日本語にしておきたかったのである。

レッスンは、何か「体操」のようなものかと誤解されることもある。だがそれはレッスンを受けたことのない人が抱く「思い込み」であることがほとんどなので、実際にレッスンを受けてもらえればその誤解は解消されることが多い。しかし「からだ」のことだが「体操」や「マッサージ」や「治療」ではないとなると、従来の概念のなかに該当するものがなく「レッスンを友だちや親にも勧めたいのですが、どう説明したらよいのかわからなくて……」というクライアントも意外と多い。

実は「アレクサンダー・テクニックとは何かを説明する」ことは、アレクサンダー教師の養成課程でも課題にされるくらい、容易ではない。なぜなら、さまざまな学習行為のなかでも「からだの使い方を学ぶ」ということは「特定の何かだけをすること」ではなく、個々のクライアントによってアプローチも変化するものだからだ。例えば、「編物を習う」とか「乗馬を習う」というのは「編物」「乗馬」という「したことのない、自分にはない特定の技術を習う」ことであるが、「からだの使い方を習う」というのはそれとはちょっと違う。全くしたことがないわけではなく、全くできないわけでもないのだが、「自分でどうしているのかが定かでない」ことに認識の目を向けていくことなのである。「する」ことを教えるのではなく「しかた」を学ぶものであるからこそ、アレクサンダー・テクニックの応用範囲は大きく、例えば編物や乗馬にも「自分らしくそれをするやり方」として取り入れてもらうことが可能なのだ。ただの「気分転換」や「リラクゼーション」のためではなく、より意欲的な創造性をもって自分の仕事を深めようとする欲求に応えられるのも、こうした特性があるからこそである。

そのような「からだの使い方を学ぶこと」の特性を理解してもらう手立てとして、本書では「アレクサンダー・テクニックとは何か」の章とともに「アレクサンダー・テクニック用語の『読み方』」と「レッスン・ケース」を収録してみた。

もう一つの「ありがちな誤解」は、これは「治療」あるいは「癒し」のようなものではないか、というのがある。いずれもレッスンによって生じる身体的・感覚的な「変化」や「効果」を捉えてそのように表現されるのだろうと推測しているが、私としてはとりあえず一線を画して考えたい。しかしなぜ類似視されやすいのかについては触れておきたいと思った。だから本書では「無意識の日常（リアリティ）」を維持する基盤となっている「感覚」の問題について、すこしページを割いてみた。

実際のところ、レッスンの時間の多くは運動的な意味での動作の習得に費やされるのではなく、無意識の過剰な力の使い方に慣らされてバランスを失ってしまった「身体感覚」の調整に費やされる。その方法の一つとして、アレクサンダー・テクニック独特の「hands-on」（ハンズオン）と呼ばれる行為がとられる。この「最小限の触覚的刺激」からもたらされる小さからぬ身体感覚と動作や姿勢の変化は、はっきりした感覚や大きな変化というものが大きな刺激や物理的接触によってしか生まれないと思い込んでいた人には、それだけで衝撃的かもしれない。そのような「意外性を伴った身体感覚の変化」がある種「世界の見え方が変わる」ような大きな解放感として感じられることは、驚きではあるがごく自然なことのように思う。レッスンの手ごたえがそのような新鮮な感覚で感じられるのは悪いことではない。

しかし、そのセンセーションにおぼれることは、全く本質的ではない。感覚的な落差やインパクトにのみとらわれることは、新たなとらわれを生み出すだけである。本書では、「感覚」の問題とともにいかに「からだの使い方」を使いこなせるアイデアとして身につけるか、ということに留意し、レッスンの進行に伴って感じるかもしれない「葛藤」や自己観の問題にも触れておくことにした。

しかし、その誤解の責任の一端は、翻訳者としての私自身にもあると思っている。これまでアレクサンダー・テクニックに関して日本語で出版されてきた本はすべて翻訳書であり、私も一九九九年に翻訳書を出版している（『アレクサンダー・テクニックにできること――痛みに負けない「からだの使い方」を学ぶ』誠信書房）。翻訳書の性質上、原著者の言語に忠実に訳すことは大事な約束事でもあるのだが、その一方で、言語に忠実であろうとすればするほど文化の違いによる身体観の違いというものを「翻訳」しきれない歯がゆさがあった。これが文芸小説であればその訳しきれない違和感を含んだ部分をも一種のエキゾティシズムとして楽しめばよいのだが、「からだの使い方」においてはそうもいかない。「からだの使い方」とは身体行動に「翻訳」された意識の流れであり、認識の形である。その学び方は、その文化に即したものであるべきであろう。せめてもの補足として長めの「訳者のまえがき」を書かせてもらったが、それで十分だとは私自身も思っていなかった。つたないながらも一度はそのことを「ことば」にしておく必要性を感じていた。だからこのような機会が与えられたことを感謝している。

「からだを使う」という言葉は「苦労をする」という意味でとして使われることもある。そのように、痛かったり、つらかったりするときにしか「からだ」や「自分」に気がついてあげられないのが「日常」なのかもしれない。でも「からだを使わない」ことがすなわち「苦労がない」ということなのだろうか。別にサーカスや器械体操でみるような超絶技巧でなくとも、ごく日常的に「からだ」を「使える」自由があることは、時にその人の人間としての尊厳を支えもする。例えば、介護を必要とする人があらゆることを他の人にやってもらえる状況になることが、その人にとって「らく」なのかというと、必ずしもそうではなかったりする。「人生」などというと、それは大きな言葉に感じられるが、とりもなおさずそれは「毎日」ということである。そのふつうの毎日をこの「からだ」で生きることを、「からだ」を知ることによって少し楽しく、少しクリエイティヴな気持で受け止められるようになってもらえるなら何よりである。「習慣性の問題」をみるにおいても謎になりがちな、認識のなかで姿を消したまま存在している「ふつう（ふだん）のわたしのからだ」＝「自己」を見出す機会になれば嬉しく思う。

二〇〇三年　新春

芳　野　香

目　次

3 なぜ「くせ」にすることができるのか
——「リアリティ」を読み解く 77

4 「しなくてはいけないこと」ではなく「しなくてもよいこと」を知る　121

5 技法に使われず、使いこなす
――よりよく「からだ」とつきあうために 157

レッスン・ケース　201

1

アレクサンダー・テクニックとは

アレクサンダー・テクニックとは

アレクサンダー・テクニック（The Alexander Technique）はF・M・アレクサンダー（Frederick Matthias Alexander, 一八六九－一九五五）によって提唱された、「こころ」と「からだ」の、あるいは、「認識」と「行動」の相関性に着目する「学び方」のひとつで、この名称は創始者の名に由来している。多くの身体技法、セラピーの創始者がたいていそうであるように、彼もまた自分自身が体験した困難や疑問の解決への道筋としてこの方法を見出した。

彼の体験については、一九九九年に翻訳した『アレクサンダー・テクニークにできること』のほか、数々の翻訳書のなかでも紹介されているので、よかったら参照していただきたいが、ここでも私なりに軽く触れておくところから始めようと思う。

●アレクサンダー氏の「発見」

アレクサンダー氏はもともと俳優で、シェイクスピア劇の朗唱を得意としていたが、あるときから「声がかすれて出なくなる」という症状に見舞われ始めた。俳優という職業柄、これはとても困ることなのだが、その症状以上に彼を悩ませたのは「どうしたらいいのかわからない」という絶望感だったようだ。原因が特定できず、医師の治療や投薬、ボイス・トレーナーの発声法に関するアドバイスは一時的には彼を救ってくれたが、「声が出なくなる」症状は判で押したように繰り返し戻ってくるのだった。

そこで彼は考え方を変えたのだ。「声が出なくなる」ことを早急に「出るようにする」ことばかり考えるから「解決」にならないのだ、と（「出るようにする」考え方でできることはほぼすべて試し尽くしたからこそ考えつけたことかもしれないが）。今重要なのは、「何」が「声が出なくなる」状況を作り出しているのか、「どの」ようなプロセスを経て「声が出なくなる」結果を生み出すに至っているかを知ることなのではないか、と。そこで彼は、自分自身をしばし定点的に「観察」してみることにしたのだ。「声が出なくなった」ときの自分の状態にだけ意識を向けるのではなく、「声を出す」という行為に向かって自分が何をしているのかをみてみることにしたのだ。

その結果、彼は自分の「さあ朗唱するぞ」という「やる気」が肉体的には「筋肉を緊張させる」（具体的には、喉を圧迫し、頭を前に突き出すような格好になるような力み方）に「翻訳」されていたことを発見した。自分としては非常に前向きな「きもち」が、自分でも気づかぬうちに実は自分自身を追い詰める「行動」に「翻訳」されていた事実に彼はショックを受け、狼狽したという。

だが、彼が真に偉大だったところは、この「発見」のショックを単に「情けない失敗体験」で個人的・感情的に片付けるようなもので終わらせなかったことといえるかもしれない。アレクサンダー氏は引き続き「観察」を続け、具体的な方法を得ない「意識」や「認識」（「やる気」「意思」「気持ち」なども含めて、自分が「しようと思っている」こと、あるいは「していると思っている」こと）が一般的にどのような「行動」（実際の動作あるいは「実際にしている」こと）や肉体の緊張に結びつきやすいか、「認識」と「行動」のあいだにどのような「誤訳」が起こりやすいか、どのような「翻訳」が行われるとスムーズなのか、そしてそれらのことをどのように自覚化させるかを体系化していった。それが今日メソッドとして言われるところの「アレクサンダー・テクニック」である。

●「からだ」を知り「からだ」から解放されてみえてくるもの

決して「やる気がない」のでもなく、先天的に「その才能（能力）がない」のでもなく、自分の「認識」と「行動」の相関性、「翻訳」の状況が適切でなかったり情報不足であるがゆえに生じうる困難な状況や痛みがある、という発見は、「からだ」という「閉鎖的な運命論」に閉じ込められそうになっている人たちの「精神」をも解放した。

その後、アレクサンダー氏はイギリスやアメリカでレッスンを行い、多くの人を指導し、そして後継者を育てた。彼からレッスンを受けた哲学者であり教育学者であるジョン・デューイ、作家のオルダス・ハクスリー、バーナード・ショウ、ノーベル賞受賞者で動物行動学者のニコラ・ティンバーゲンらもアレクサンダー・テクニックの熱心な支持者であった。ちなみにティンバーゲンは一九七四年『サイエンス』誌に「人格形成とストレス障害」（Ethology and Stress Diseases）という論文を発表しているが、そのなかでアレクサンダー・テクニックが単に姿勢を矯正するものではなく、姿勢に現れているその人物のものの考え方やストレスの受け方について述べているのは非常に興味深い。

ここで重要なのは、アレクサンダー・テクニックのセッションは「治療」ではなく「レッスン」、つまり「教育」であることだ。「教育」などという言葉を使うと、それ自体に固有の、あまり芳しくないイメージがつきまとってしまうかもしれないが、ここでいう「教育」の意味は「知ること」（知ってもらうこと）であり、そのことによって自発的な創造性を持ってもらうことである。

「治療」が「病気や怪我を治すこと」であるとするならば、アレクサンダーの「レッスン」は「治す」ことが目的ではない。もちろん、そのような動機でレッスンを受け始める人は少なくない。アレクサンダー氏自身がそうであったように。だが、現象として「治った」と呼べるような改善が認められることは、アレクサンダー・レッスンでは「来るべき結果」として訪れるものにすぎない。

痛みなどのつらい症状が去ることはとても喜ばしいことだが、「治ったら、おわり」ではなく、むしろそこからが「じぶん」や自分の「からだ」とのつきあいの始まりなのだ。これまでその困難や痛みにかかりっきりで、「痛い」「つらい」とだけ感じるのが精一杯だった自分の感覚や行動の記憶……そのような体験の主人公を仮に「からだ」と呼ぶなら……痛みや困難にかかりっきりだった「からだ」が解放されることによって、自分が「痛み」以外のどのような感覚を感知し始め、とらわれから解放された「感覚の目」で改めてものごとに対したときに、その「目」に何が映り、どのような可能性が開かれてくるかがレッスンの目指すところである。

だからこそ、アレクサンダーのレッスンは多くの芸術系大学で「必須科目」として教育されているし、そうした特色が作家や哲学者、動物行動学者である彼らを夢中にさせたものであると考えたほうが（ティンバーゲンなどは自身のノーベル賞受賞スピーチの半分をアレクサンダー・テクニックの話に費やしたという）わかりやすくはないだろうか。

一九一〇年ごろから活動を本格化したアレクサンダー氏は著書『人類の偉大なる遺産』（*Men's Supreme Inheritance*）を出版し、一九一四年からはアメリカでも活動を開始した。著作の出版は、一九二三年には二冊目の『個々人における構造的な意識のコントロール』（*Constructive Conscious Control at the Individual*）、一九三二年に『自己の使い方』（*The Use of the Self*）、一九四一年に『生命の変わらざる普遍』（*The Universal Constant in Living*）と続き、合計四冊を出版している。

アレクサンダー教師の養成は一九三〇年から始められ、その様子の一端は『アレクサンダーと私——アレクサンダー・テクニークへの道』（ルーリー・ウェストフェルト著、片桐ユズル・中川吉晴訳 壮神社 一九九二年）で読むことができる（私が卒業したACAT〈The American Center for the Alexander Technique 略称「エーキャット」〉は一九六四年に、アレクサンダー氏の教え子たちによって創設された歴史ある学校のひとつである。一九九九年に翻訳した『アレクサンダー・テクニークにできること』のなかには、著者でありこの学校の主任教員であったデビー・キャプラン氏が、十歳当時にアレクサンダー氏からレッスンを受けている写真が掲載されている。ちなみに写真をとったのは彼女の母親で、彼女もまたアレクサンダー教師であった）。

第一次世界大戦、第二次世界大戦を生きたアレクサンダー氏は、一九五五年十月十日に突然この世を去った。第二次世界大戦を機にロンドンに腰を落ち着けた彼は、七十九歳の年（一九四七年）に病に倒れるのだが、自身のアレクサンダー・テクニックの考えを実践して回復し、その死の直前まで毎日レッスンを教えていたという。

アレクサンダー氏が始めたレッスン方法は個人レッスンという形式であったが、今日では個人レッスンだけでなく多様なレッスンの形式が存在している。主流は個人レッスンだが、グループレッスンやワークショップと呼ばれる同時に複数・多数の参加者を対象にしたものや、授業として学校のなかで行われているもの、手術後の速やかな回復を視野に入れて病院のなかで手術前からレッスンを受けられるプログラムなど、目的やテーマによって多彩である。

日本では、これまで外国人アレクサンダー教師の来日の機会に個人レッスンやワークショップが行われることが主体で、継続的・定期的にレッスンを受けることが困難であったが、少しずつ状況が変わり、少しずつ日本人の教師も増えてきている。

アレクサンダー・レッスンの特徴

アレクサンダー・テクニックに限らず、人間の「からだ」に着目したアプローチ方法は数多くある。では、アレクサンダー・レッスンではどのような角度から、どのような方法で「からだ」に対峙するのだろうか。それを少し紹介してみよう。

●レッスン・ルームの様子

アレクサンダー・レッスンを初めて受ける人は、それがどんなところなのか、ドキドキしながら足を運ばれることも少なくないだろう。しかし心配には及ばない。アレクサンダーのレッスン・ルームは意外と「ふつう」である。例えば診療室や、体育館や、トレーニング・ルームのような「特殊な」雰囲気を予想していた人はかえって意外に感じるかもしれない。

アレクサンダー・レッスンは個人レッスンが主体であり、アレクサンダー教師が用意した場所にクライアントが出向くことで成立するレッスン・スタイルが一般的だ。欧米では多くの場合、教師の自宅や仕事場に設けられたレッスン・ルームや教師の自宅の居間などでレッスンが行われている。だが学校の授業の一貫として行われる場合はレッスンの場所は学校の教室であることが多いし、病院内ではセミナー・ルームのようなところがレッスンの場になるので、その限りではない。

ともあれ、教師にとっても、クライアントにとっても、気持ちを落ち着けて継続的にレッスンを進めていくうえで過度に日常から遊離しない空間（つまりごちゃごちゃしすぎず、かといって無機質になりすぎない空間）が教師によって用意されていることの意味は小さくないだろう。ことに、アレクサンダー・レッスンで多く扱うような本人にも自覚しにくい「日常」に焦点を当てていくには、適当に「ふつう」であることは大切なのである。

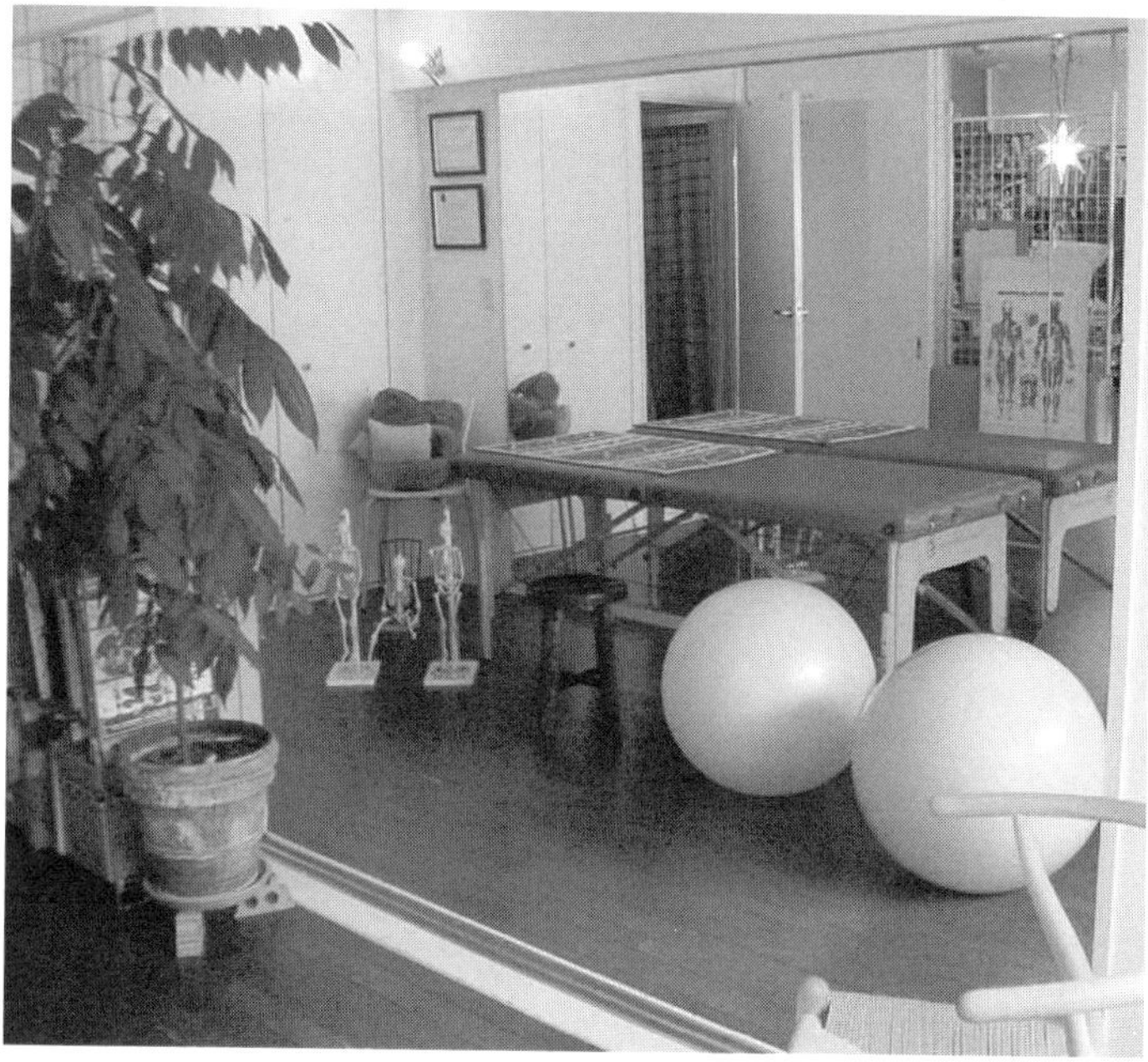

レッスン・ルームの様子

ちなみに、前頁の写真は私のレッスン・ルームの様子である。レッスン室の中には大きな鏡と、テーブル・レッスン用の折りたたみテーブル、椅子代わりに使用するボールの他さまざまなタイプの椅子、骨格模型や本などが置かれている。すべてのアレクサンダー教師がこのようなスタイルで仕事をしているわけではないが、参考としてみていただきたい。

このような部屋の中で、教師とクライアントは色々な話をしながら、レッスンを進めていく。レッスンの内容はクライアントの持ち込む問題や興味によってさまざまに変化するが、いずれの場合もクライアント本人にとっては実に「日常的」な、したがってうっすらと「これでいいのかな？」と思っていたり、あるいは「全く考えた（疑問を持った）ことがない」ような、運動としてあまり困難を覚えないような動作を取り上げながら進めることが多い。それがどのような動作なのかは、個人によって違うので、後記の「レッスン・ケース」を参照していただくとして、ここではごく概略的に、アレクサンダー・レッスンではどのような視点でレッスンが進められるかを書いておこう。

●一人称の「からだ」

アレクサンダー・テクニックのレッスンの場でいう「からだ」は、一般名称としての「からだ」ではない。一人称としての「からだ」、つまり「あなたのからだ」についてである。それは個人レッスンであろうと、複数の参加者が同時に会するワークショップであろうと、変わらない。他の人がどうであろうと、自分はどうなのか、ということがレッスンのなかでは最も重要なことである。

自分の身体を把握する仕方として「内観」「外観」という言葉があるが、アレクサンダー・レッスンにおいて自分の「からだ」に向けるまなざしは、その「どちらかだけ」ではない。自分の「かんじ」だけで身体状況を計ろうとしすぎると思い込みに終わることが多いし、かといって見た目の「かっこう」や、身体状況や動作に与えられた「ことば」だけで把握しようとするのも実感に欠け、「使えない」固定的なものさしにとどまることが多い。だから、レッスンでは「どんな感じ」のときに「どういう動作」をしているのかという、いわば「同時中継」的な感覚で「からだ」をとらえるようにしてもらうことが重要になる。つまり、よりライブ感覚で「自分のしていることに自覚的になる」ということである。

もちろん、最初から苦もなくそれが可能な人は少ないし、個々人によって外観的・内観的な感覚の仕方の、どちらの感覚でとらえることが得手か不得手かという個性がある。また、それらの感覚を「均一に」（必ず半々に）使えるようにすることがレッスンの目的でもない。大事なのは、自分がどのようなものの感じ方をしているかを知り、自分に適切な感覚のバランスを知ることである。

レッスンでは、知らず知らずのうちに身体をとらえる観点が偏っていることが、望ましくない状況を長引かせることに一役買っていることがあるので、まず自分がどのような「からだの見方」をしてきたかを知ってもらうことから始める。それは自分自身の癖や習慣を見直すうえで大きなヒントになるだろう。

アレクサンダーのレッスンは、その人が自分の「からだ」に関心がある限り、基本的に誰でも受けることができる。「からだ」というと、運動（スポーツ）を結びつけて考えるイメージは根強いが、アレクサンダー・レッスンでいう「運動」とは「スポーツ」や「体操」のことではなく、「からだのうごき」全体をさす。だから特に運動をしてきた人でも、してこなかった人でも関係ないし、私は身体障害者にも指導を行っている。年齢層も幅広い。

●「しなくてもよいこと」を知る

アレクサンダー・テクニックの最も特徴だった概念として「inhibition」（インヒビション）がある。直訳すると「抑制」となるのだが、これは決して「がまん」や「規制」を意味したものではない。教師の助けを借りて、本人が無自覚に、あるいは反射的に行ってしまう行動に「待ったをかけてみる」作業を指す。多くの改善策が「これをしなさい」「これをしてはいけない」という指示や手順で構成されがちなのに対し、この考え方はかなりユニークかもしれない。アレクサンダー・レッスンでは、この概念に沿って徹底して本人が「しなくてもよいこと」を理解してもらうべくレッスンを進める。

これまで、自分の身体や行動に問題が起こるのは「何か（練習や、体力や、筋力や、根性、などなど）が足りないから」と考え、「できないから、しなくちゃ」という方針で改善策を打ち出し続けてきた人には意外かもしれないが、「できない」という人はたいてい「やりすぎている」ことが多い。後の「注意の固定／分散」と「からだの使い方」の項目で詳しく説明するが、習慣性の問題は、本人が具体的な自覚のないままに、一部分に集中しすぎ、恒常的に過剰な力を使っているためにバランスを崩すことで生じることが多い。しかし、そうした状況が長期化するほどに、「何がやりすぎなのか」はきわめて本人に自覚されにくくなっている。レッスンや教師はそれを自覚しやすくし、本人がバランスを取り直せるように手助けをするものである。

「何がやりすぎか」を明らかにする作業は、この後に説明する「hands-on」（ハンズオン）という触覚を通して自分の感覚をとらえなおすレッスンを通して行われることが多いが、言葉（会話）を通しても行われる。一般的に「hands-on」のレッスンが「アレクサンダー・レッスン」だと思われていることが多いようだが、それはアレクサンダー・レッスンの特徴として「目立つところ」だけを記憶した印象に過ぎない。

ある「からだの使い方」が習慣化できるのは、肉体だけの問題ではない。「なんだか変だな」「つらいな」という自覚がありながらも、習慣化が可能なくらいに行動を維持するには、本人の意識や認識のあり方が大きく関わってくる。だからレッスンでは身体だけではなく、意識だけでもなく、その行動がどのような認識と結びついて成立しているのか、それを知り、再検討することが大切なのだ。もちろん実際に動いてみたり、さまざまな動かし方を試すことで感覚を得ることも不可欠かつ重要だが、「すればいい」というものではなく、アレクサンダー・レッスンにおいては、フィジカルにからだを動かすことだけが、からだについて学ぶ方法ではないことを記憶しておいてもらえると嬉しい。

●「からだ」に耳を澄ます――触覚を通しての「伝え方《ナビゲーション》」

アレクサンダー・レッスンのなかで特徴的なのは、教師が手を使って行う「hands-on」（ハンズオン）と呼ばれる触覚的なレッスン方法である。教師がクライアントの身体に手で触れるわけだが、その置き方は一見「ただ置かれているだけ」のような、ごく軽い感じだ。しかしそれによる身体的変化あるいは身体感覚の変化は小さいものではない。初めてレッスンを受けられる方のなかには、このような繊細なタッチで身体が反応し、感覚や動作が変わることに驚かれる方も多く、教師の手が何かマジカルな力を持っているんじゃないかと思われる方もいるようだが、そう思うには及ばない。アレクサンダー教師は「hands-on」について徹底的な訓練を受けている。ただし、教師にも個性があるので「hands-on」の使い方には教師によってさまざまのようである。

私がクライアントに触れる際によく使う説明は「例えば背中を壁につけたり寝転んだりすると、その接触感を介して自分の背中の存在や今の状態を感じやすくなったりしますよね。この手もそんな感じで、触れられていること（ところ）を通して、そこが今どんな感じなのか、なんとなく意識の目を向けてみてください」といったものだ。アメリカで仕事をしているときには、Use my hand to listen to your body (or yourself)（私の手を通して自分の「からだ」に耳を澄ましてみてください）といった言い方をすることもあった。つまり、これは教師側からの一方的な施術手段にとどまるものではなく、クライアントに自分の既存の動作の仕方の「何がやりすぎなのか」、その「現場」を捉えてもらうための作業なのである。

教師はその手をクライアントに「使ってもらう」一方で、同時にその感触を通して相手の状況を判断する材料とする。繊細に相手の筋肉の状態などを読み取り、そっと「もうちょっとこっちのほうで動かしてみるとどうか」というようなナビゲーションも行う。それができると教師はその変化をとらえて「それでいいですよ」「そうそう」などと応じることだろう。

何事かを自分に強いる手ではなく、ただ（教師にとっては「ただ」ではないが）やわらかく触れられることは単純に心地よい体験であったりもする。前記のように変化に驚く人がいる一方で（あるいは同時に）、実に自然に自分のからだの変化を受けとめる人も多い。これまでの筋肉的、意識的な緊張が非常に強かったり、その緊張が長かったクライアントの場合は、触れられただけですぐ眠ってしまうこともあるし、筋肉の緊張が解けたことから、精神的なこわばりが解けて無表情だったのが笑い出したり、時には泣き出したりすることもある。

レッスンにおいて教師がクライアントに触れる意味は、痛みの感覚や困難感に押されて、普段聞き取りにくくなっている「自分のからだの使われ方」に気づいてもらうためである。だから教師は、その手を通してクライアントが自分の「からだ」に耳を澄ますことのできる「静寂」を与えなくてはならない。しかし、「静寂」がクライアントにとって感覚の「沈黙」であってもならない。「hands-on」を用いたレッスンは、一見穏やかなマッサージか手かざしヒーリングのようにも見えるが、その内容は全く違うものである。もしも教師の触れ方がマッサージのように強めのものだったなら、クライアントの意識は自分の「からだ」には向かず「押されている」「(何か)されている」ということに向けられてしまうだろう。逆に弱すぎても「何をされているのかわからない」感じになり、「何をしているのか、されているのか」を探ろうとしてしまい、その意識の集中がさらなる筋肉の収縮に「翻訳」される可能性がある。「ただ置かれているだけ」(教師としては「ただ置いているだけ」ではないが)のような、外からの感覚入力が最小限の状態だからこそ、自分の「今の状況」が繊細に感じやすくなるといえよう。ちょうど「会話《コミュニケーション》」というものがどちらかが一方的に「話す」だけ、「聞く」だけというような固定的なものではないように、あるいは、「会話」を通して話し手自身が自分の考えていることに気づくことがあるように、アレクサンダー・テクニック独特の教師の手の使い方は、クライアントの過剰に集中し緊張している意識(筋肉)を具合よく分散し、使うべき方向を示すために働くのである。

●「できる」ことを「する」ことを自分に「許可」する

アレクサンダー・レッスンは、直接的に身体にアプローチすることから「ボディー・ワーク」に分類されたり、心身の緊張を緩和する要素が高いことから「リリース・テクニック」というカテゴリーで紹介されることもある。

どちらもこのレッスンのある側面を的確に捉えてはいるが、忘れてはならないのはアレクサンダー・レッスンの対象は、「身体を伴った自己」であることだ。「習慣」や「個性」というものは肉体の要素だけでも精神の要素だけでも成立しえないものである。しかし「自己」や「精神」といったものが物体として存在するわけではないので、具体的な取り組みとしてレッスンは身体を通して行われることになる。

レッスンでは「身体部位を示す言葉」がたくさん登場する。骨格模型などを示して関節の位置や各身体部位の位置関係を説明することもある。

だが、ここで問題にする「からだ」は物理的な身体そのものであると同時に、それに対する認識である。だからレッスンのなかで用いる「身体部位を示す言葉」は何も「解剖学用語」ばかりではないし、それを暗記してもらうことが目的でそれを用いるわけではない。普段ごくふつうに「せなか」「おなか」「て」「かた」「ひざ」などと言っている（思っている）部分が、実は自分の「からだ」のどこのことなのかを改めて考えてみるのだ。このような作業を「mapping」（マッピング、からだの地図作り）と呼ぶこともある。大事なのは、まず、自分が実はどのような認識で「からだ」をみていたのかを知ることだ。その手立てとして骨格模型や筋肉図を用いるまでである。

レッスンを受けたことのある方は、教師の手に導かれて、改めて自分の関節の位置や筋肉の長さなどを探ってみると、自分が「ここかな」と思って動かしていた位置が本来の位置とずいぶん「ずれた位置」で行われていて驚いた、という経験があるかと思う。このような「ずれ」は、単に心的・情緒的な意味での「思い違い」にとどまるものではない。その「思い違い」に基づいて長年行動していたということでもあるので、実際に物理的にも変形や身体感覚の異常が生じている。多くの姿勢の悩みや「からだが硬い」などの身体能力の悩みをはじめ、後記の「レッスン・ケース」で紹介しているような症状は、すべてこうした「認識」と「行動」の「ずれ」が恒常化していたゆえに習慣化していた症状である。そして、その「ずれ」に気がついたことによって改善がみられたものなので参照してみていただきたい。認識を伴って「からだ」を見直すことによって、即身体の重さの感覚や手足の長さの感覚が大幅に違ってしまうこともめずらしいことではなく、負担や痛みがとたんに減少してしまうことはレッスンにおいてめずらしいことではない。逆にいえば、一回一回の動作で特に大きな痛みを感じるわけでもないような小さな「誤解」でも、それが日常化することによる身体的影響がいかに大きいか、ということでもある。

「ずれ」の存在を知り、「ずれ」を生む背景でもある「これまでの自分の〈からだ〉の体験」状況を明らかにするうえで、解剖学的な身体構造を知ることは有効であり、効果的でもある。しかし、こうした解剖学的身体に基づくアドバイスは単に「正しさ」を標榜し「修正」することだけを目的にしたものではないし、ただ「修正すればいい」ものではないことを忘れてはならない。なぜなら、「ずれ」が恒常化するにはそれなりの理由があるからだ。レッスンは「学習」であって「矯正」（強制）ではない。既存の「使い方」を否定することが目的でもない。よかれと思って直し急ぐことがかえって動作のバランスや心理状態に混乱をきたすこともありうる。まずは「今の状況」を認めることから始めることが大切であろう。

英語には「let」「allow」という便利なひとことがある。日本語にすると「させてあげる」とか

「許す」「認める」「するにまかせる」「思う」などの、ちょっと長いセンテンスになるだろうか。訳書『アレクサンダー・テクニークにできること』のなかでもしばしば「首を解放してあげる」「胴を長く広くしてあげましょう」などの表現が登場する。これを英語で言うときは「Let yourself neck be free」などとなる。英語のほうが表現として簡潔だが、「let yourself」という言葉を通して伝えたい内容は、ある意味でとても日本的かもしれない。

自然で機能的な「からだの使い方」を得るには、「しなくてよいこと」を「しない」こととともに、この「許可」の感覚が大切なのである。不思議なことかもしれないが、身体機能そのものに異常がなくても、自分の認識の「許可」がなければ身体は自身のために感覚することも動かすこともできないものなのだ。身体に命令を下すような動かし方は、一応行動を成立させはするが、力んだ「使い方」しか生まない。それを日々の自分の「からだの使い方」のベースとするのは、あまりにも過酷だ。適切に自分の身体機能を理解し、それに伴う自分の感覚や感覚の仕方を理解し、最低限の信頼関係を持って「からだにまかせることのできる」認知状況を築くことが、心身の相関性を安定感の高いものへと導くのである。

「からだの使い方」とは、特定の動き方を覚えることではなく、指示語として一般名称で示されたり語られたりする身体を一人称の「じぶんのことば（やり方）」に書き換えるための、いわば「翻訳装置」といえるだろう。自分自身の身体の持ち味を理解し、引き出さずして「正しいからだの使い方」の習得などないのだ。

典型的なレッスンスタイルについて

レッスンを「指導する人」と「受ける人」

アレクサンダー・テクニックを指導する人間は「アレクサンダー教師」(Alexander Teacher)と呼ばれる。それに対してレッスンを受ける人のことを「生徒」(Student)と呼ぶことが一般的である。私個人は、自分のレッスンを受ける人たちを「クライアント」(依頼主)と呼ぶことが多い。

その理由は、既存の「教師」「生徒」という関係のなかでありがちな「上下関係」としてこの関係を成立させたくないからである。「指導する人」と「レッスンを受ける人」の関係は、お互いに対する尊敬は尊敬として、より対等な関係であることが望ましい。あたりまえといえばあたりまえのことだが、これが意外と難しい。私がレッスンでお会いする人たちは、年齢も社会的な地位や役職などもさまざまで、そのなかにはそれぞれの分野で「プロ」である人も少なくない。そうした人たちとレッスンをするなかで、私が最も避けたいことは、「レッスン」という学習の場がプライドや知識の攻防戦の「戦場」に成り下がることである。そうでなくても文化的に、複雑に敬語が存在し、姓名ではなく役職(「先生」)で相手を呼ぶことが多い日本においては、関係の通気性はときに滞りがちになるように思う。レッスンを受ける人に主体的に「からだ」を考えてみてもらうことが重要なこのレッスンにおいて、「教師」「生徒」の関係が一方通行で、「生徒」がただ受身でいることは、単純にレッスンとしての機能を成さないことである。そういうことから私は「レッスンを受ける人」を「私の雇い主」（クライアント）と呼ぶことが多い。

呼び方がどうであれ、レッスンにおける関係は基本的にどの教師からレッスンを受けても同じである。レッスンを受け始めるきっかけは、何らかの困難感や問題意識を伴う「助けてほしい」シチュエーションであることが多いので、最初から「対等」などといわれても少々戸惑うこともあるかもしれない。ここでの「対等」とか「自己責任」とは「頼るな」「助けを借りるな」という意味ではない。自分自身の能力の活かし方に能動的に興味を持っていてほしい、という意味なのである。

●個人レッスンとグループレッスン、ワークショップ

アレクサンダー・テクニックのレッスンは、基本的に個人レッスンを主体としている。個人レッスンとは、アレクサンダー教師とクライアントが一対一でレッスンを行う形式で、ワンレッスンの時間は教師によってまちまちだが、最短でも二十分、最高で一時間程度だろうか。

アレクサンダーのレッスンが個人レッスンを基本としている理由はさまざまあろうが、ひとつに、構造的には同じであっても「からだ」は人それぞれ固有のものである、というとらえ方をしているということがある。アレクサンダーのレッスンにおいて最も重要なのは「知識」ではなく、「経験」でもなく、「体験」である。事前にある程度の知識があっても、日常動作のように経験を重ねていることでも、それが「体験」されているとは限らないことはたくさんある。「何が正しいのか」を知識と

して知っていてもそれが知識の領域に留まるのであれば意味はない。むしろ「何をしなくてはならないか」ではなく「何をする必要がないか」「何が正しくない（適切でない）のか」を具体的に認識することからレッスンは始まる。アレクサンダー・レッスンはレッスンの場でだけ特別な動作を行い、教師の前でだけ発揮されるものではなく、クライアントにとってごく日常的な動作に焦点をあてて行われ、最終的にはクライアント自身のなかで生かされるべきものだが、クライアントが自分自身の無意識的な傾向を把握するためには、まず教師とのレッスンは不可欠である。

個人レッスンは、他人との比較において、あるいは「できるか、できないか」という結果によってだけ自分の「からだ」を見るのではなく、本人が本人の「からだ」に向かい合う場である。個人レッスンの場には教師とクライアントの「ふたり」が存在するのだが、レッスンの意味はクライアントを「ひとり」にしてあげるためにある、ともいえるだろう。アレクサンダー・テクニックで扱う問題は基本的にすべて本人の問題である。しかし、物理的に「ひとり」になっただけでは「ひとり」になれないことがある。本人が無意識に持つ考え方や感じ方、動き方のパターンゆえに、自分でそのパターンを脱しようと働きかけても同じところを考えが回ってしまって、解決に向かう道（プロセス）になりえないことが多い。アレクサンダー教師は「ひとりになること」を助ける存在なのである。

個人レッスンのほかに、グループレッスンやワークショップ（体験型講習）と呼ばれる複数の参加者で構成されるレッスンもある。レッスンの形式としては比較的新しいものだが、これには個人レッスンとはまた違った個性がある。

個人レッスンが、クライアントが自分のペースで自分の「からだ」と向かい合う時間だとするなら、グループレッスンでは、同じ動作を行ったほかの人たちと体験や意見を分かち合う機会がある。同じ興味を持つもの同士が集まって教師にレッスンを申し込む場合もあるし、あるテーマに則ってワークショップが企画されることもある。また、アレクサンダー・テクニックに初めて触れる人たちのために紹介のためのワークショップが企画されることもある。

どちらのレッスン形式が好みかは個人差があるだろう。欧米の大学のクラスで行われているのはグループレッスンだが、必ず個人レッスンとセットになっていることも付け加えておく。

チェア・レッスンとテーブル・レッスン、アクティヴィティ

アレクサンダー・レッスンでは、何か特別な体操を教えるわけではない。あくまでもクライアントの「日常」に即したレッスンを行う。だから、クライアントの興味に応じてほとんどあらゆる行為がレッスンの対象となりうる。逆にいえば、何か特別な動作だけがアレクサンダー・テクニックを「する」こととはいえないので、外観的に行為をとらえる認識やそのような認識に基づいた経験しか持たない人には理解しにくいこともあるかもしれない。

ここでいう「日常」の意味も多彩である。例えば、ダンサーや音楽家にとってはダンスのステップや演奏する際の動作も「日常的な行為」のうちであったりするので、実際に楽器を持参してもらった

り、踊ってもらったりしながらレッスンを行うこともある。特に職業にかかわらず、そのときのクライアントの関心事や問題にそってテーマを選ぶ場合もある。そうしたオーダーメイド型のレッスンの進め方を「アクティヴィティ」と呼ぶ場合もあるが、特に名称で区別しないことも多い。要は、自分が興味や疑問を持ったことをレッスンのテーマとして教師に伝えてみることから始めればよい。

一方、結果として不調や痛みは感じるものの、自分の行動のどこに疑問を持ってよいかすらわからないクライアントもいる。また、申し出た疑問やテーマに沿ってだけレッスンを進めすぎると、まるで「ハウツーもの」のようになってしまい、「からだ」に対する認識を細分化してしまい、統一感を欠いてかえって混乱をきたすこともある。そのような場合、「おそらく日常生活で誰もが行う動作」を通して「からだの使い方」を見直すことが効果的なことがある。一つの典型的なレッスンの形式として伝統化していたりもする「チェア・レッスン」と「テーブル・レッスン」がそれである。しかしこれもまた、「アクティヴィティの一種」と考えることもできるし、やはり区別されない場合もある。

「チェア・レッスン」は、椅子に腰かける・立ち上がる、という動作を通して行うものである。日常的な動作で、決して難易度の高いものではないが、だからこそ必要以上に力を入れて行っていても「できてしまう」ので、している無理に気づかない場合が多い。特にこのレッスンは習慣化した腰痛や肩の凝り、膝の痛みに悩む人には発見の多いものになることだろう。教師の一部には、このスタイルを古臭く堅苦しく思って敬遠する人もいるが、指導者の技量によってはただの「立ち座りの教授」

に留まらない、レッスンのたびに新たな発見のある楽しいものにもなることだろう。このレッスンのスタイルは、誰にとっても親しみ深い日常的な動作のなかの、意外な「力の入れすぎ」「体の位置の認識違い」に気がついてもらえるからこそ定着したレッスン形式といえる。

ただ、「座る」という動作に関して言えば、日本人は欧米人より日常的にバラエティに富んだ「座り（坐り）方」を行っている。欧米の生活習慣の場合「座る」とは「椅子に腰かける」ことだが、日本人の生活様式を考えると、椅子だけでなく、床の上にさまざまな姿勢で座る座り方や、床から立つということも、この動作に含まれる。私はチェア・レッスンと同様のコンセプトで「坐」に関してもレッスンを行ったりしている。

「テーブル・レッスン」は、「テーブル」と呼ばれるパッドが固めの寝台に仰向けに横たわってもらって行うレッスンである。欧米では「アレクサンダー・レッスン用のテーブル」とオーダーすれば、その用途に沿った大きさとパッドの硬さの台を業者が製造してくれるほど一般的だが、テーブルを使わずに床に寝転んでもらう場合もある。「横になる」という、これも毎日睡眠をとる際に行っている姿勢ではあるが、意外と横になりきれていない場合が多い。休息も一つの「ゆるやかな動作」なのだが、単に「動きを止める」「（力を入れて）じっとしている」行為になっていて、この行為が普段らくではない人も多い。レッスンは、横になっている状態にレッスンを行う場合もあれば、横になる動作も含めて指導する場合もある。

「テーブル・レッスン」はクライアントにとってとても「らく」に感じられることが多いため、これを好むクライアントは少なくないが、このレッスンは単に休んでもらうためだけに行うものではない。自分の「からだ」を捉えるための一つの方法なのだ。横になると自動的に目をつぶってしまったり、「眼を閉じたほうが〈からだ〉を感じやすい」という人も多いが、「目を閉じなければ〈からだ〉が感じられない」という条件をつくってしまうのは日常生活で「使えない」ので、目を閉じずにいてもらうことが多い。

また、クライアントの筋肉の緊張状態があまりにも強い場合、日常的な動作とはいえ「たちすわり」ですら、それを「する」ことに精一杯になってしまい、「どのようにその動作をしているのか」に目を向けてもらうことがむずかしいことがある。そのような場合、テーブル・レッスンのほうがクライアントにとってずっとアクティヴに「からだ」を感じられるレッスンになりうる。

また、アレクサンダー・レッスンの際には、床やテーブルの上で「semi《セミ》-supine《シューパイン》-position《ポジション》」と呼ばれる「立てひざで寝転ぶ姿勢」で横になってもらうことが多い。時にカタカナで「セミスパイン」などと表記されることがあるが、「spine」（背骨）ではないので注意していただきたい。「supine」とは「仰向けに寝る」の意で、直訳すると「半分だけ仰向けになる」というような意味だが、この姿勢を通してレッスンが行われるのにもちゃんと理由がある。

人間の脚（大腿）の骨格は脊柱（背骨）の真下にはない。背骨に対してずいぶん前方・左右にある

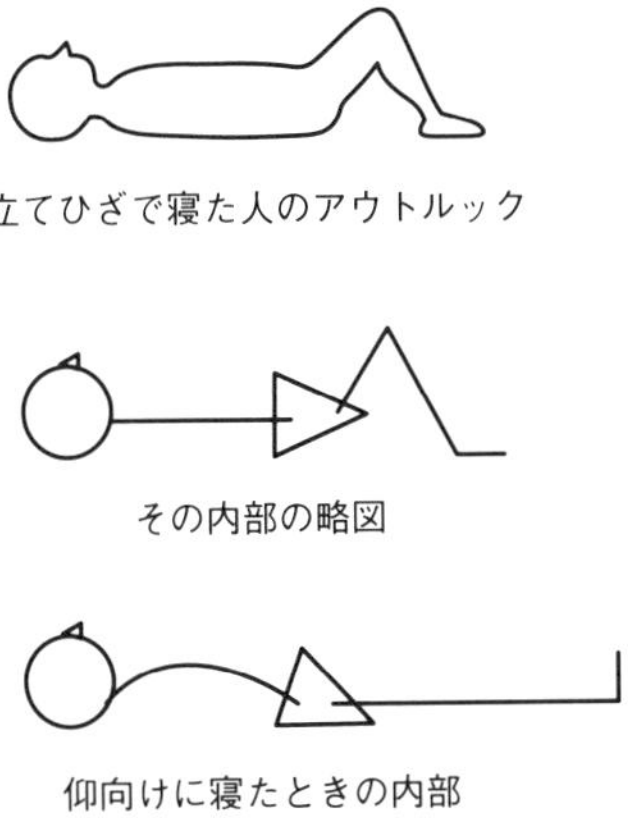

骨盤の前方に脚のはじまり（股関節）があるので，そのまま仰向けになると脚の重みで背中が反ることがある。

図1　「立てひざ」で寝ころぶ理由

ものなのだ。そのため、仰向けに寝るとわずかだが、脚の重みで脚全体が股関節から後方に振られたような（swing back）格好になることがある。見た目には大差がなさそうなものだが、人間は立っているときと同じ格好で横になっているわけではないのだ。この脚の重みによってわずかだが、腰にそりが生じることがあり、それが仰向けの姿勢で胴体や背中が十分に体重を解放することを妨げる場合がある。元気な人であれば、ほとんど気にしなくてもよい程度のものだが、腰や背中に痛みのある人は留意したほうがよいかもしれない。この姿勢は別名「建設的な休息」（constructive rest：コンストラクティヴ・レスト）とも呼ばれるが、その名の通り、関節という重力を分散する構造の役割を生かした休息姿勢としても活用できる。

脚のバランスが整いきらないうちは、立てひざの状況を保つことが難しいと感じるかもしれない。往々として、このように関節部で角度を作るだけでよい動作を「からだをちぢめる」動作のように行動されていることがあるからである。だが、やがて必ずしもそうする必要がないことが、教師の指導によって体感されてくるだろう。一見「苦手」とか「自分にはできない」と思い込みがちな動作や姿勢も、適切な「からだの使い方」によってずっと自由になるものがあることを学んでもらえると嬉しい。

自分の「からだ」はひとつのもので、行う動作によって関節の位置や筋肉の長さが変わるわけでもない。しかし個々のリアリティのなかでは、寝ることは「寝ること」、立つことは「立つこと」、というふうに、違う動作をすると「違うからだ」で動いたかのような感覚が形成されてはいないだろうか。そのような身体イメージの隔絶によって、本来機能的には滑らかに行える動作もぎこちないものになっていることがある。この「立てひざ」の格好は、空間的方向が変わればそのまま「たちすわり」の動作にも通じるところがあるので、より連続的に統合的に「からだ」の機能を理解することにも役立つだろう。

アレクサンダー教師の個性

アレクサンダー・テクニックは、個人の持つパターンに着目したものであるがゆえに、応用範囲は実に広い。

アレクサンダー教師という仕事はあくまで「教師」であり、治療行為の「施術者」とは少し違った立場にある。つまり、例えば「指圧をマスターする」とか「カイロプラクティックを学ぶ」というのは「施術者となる資格を取得する」ことを意味するが、アレクサンダー・テクニックにおいて「アレクサンダー・テクニックを学ぶ」「マスターする」は必ずしも「教師になる」ことを意味しない。

私のところにはさまざまな分野の「プロ」と呼ばれる人たちもレッスンに来ているが、アレクサンダー・レッスンにおいてはその概念を「使いこなす」ことこそ「マスターする」ことなのである。だから音楽家や舞踊家が自分の演奏やダンス、振り付けなどのなかにレッスンを通して得たインスピレーションを生かすのは自由であるし、ダンス教師が自分が学習したアレクサンダーの概念を自分なりに取り入れて自分の指導に生かしたり、整体治療者や言語療法士が自分の「からだの使い方」を理解することを通して患者とよりよい関係を築いていったりすることは、その人の責任において自由である。自分の個性や、習得したプロの技や知識をより生かしやすくするために、アレクサンダー・テクニックで学んだことを役立ててもらえるのは、教師としてはとても嬉しいことだ。彼らには「私はアレクサンダー教師」と名乗ることは許可されないが、「アレクサンダー・テクニックを学んだ」と名乗ることはもちろんオーケーなのである。

では、アレクサンダー教師とはどのような人間なのかといえば、「アレクサンダー・テクニックの概念を自身に生かしつつ他者にアレクサンダー・テクニックを指導できる人間」ということになる。

ちょうど「日本語を話せる人」がそのまま「日本語教師」になれるわけではないように、単にアレクサンダー・レッスンを受けたことのある人がプロの教師になれるわけではなく、それなりの教育を受ける必要がある。そのカリキュラムはプログラムの組み方によって多少の差があるが、三年以上であることが多い。

先ほど書いたようにアレクサンダー・テクニックの「守備範囲」は非常に広いものなので、指導者の個性は「どのように」レッスンを行っているかという部分になる。アレクサンダー・レッスンでは、レッスンに興味がある人を広く受け入れる一方で、欧米では教師自身の興味と個性によって「専門化」されていることもある。

例えば、ソプラノ歌手の「からだの使い方」に精通したアレクサンダー教師が主にソプラノ歌手だけを指導するとか、ダンサーを専門に指導するアレクサンダー教師、ゲシュタルト・セラピストの資格を併せ持ち、より精神的な問題を抱えた人を専門にする教師、フィジカル・セラピストとして身体的損傷をもった人の指導に専念する教師など、である。

指導範囲や方向の専門化はそれ自体が目的化されたものではないが、教師自身が「自分の能力の使い方」を自覚し、クライアントに提供していくうえでごく自然な行動であろう。日本においては、指導者の専門分野の細分化はまだそれほどされていないと思うが、教師によって得意な分野、興味をもって研究を積んでいる分野があったりするので、レッスンを受ける際に自分の希望を話して相談してみることをお勧めする。また、専門分野を持つ教師の場合でも、それ以外のクライアントを全く受け付けないとか、みることができないというわけではないので、まずは一度レッスンを受けてみるなり、教師に相談してみるのがよいだろう。

補遺

アレクサンダー・テクニック用語の「読み方」

考慮すべき「文化」の違いと身体観の変遷

人間の肉体の構造そのものは変わらなくても、「それをどのようにみるか」という身体観は、時代や文化によって変化する。時代が移り変われば、たとえ言語表記自体は同一でも、その意味内容は変化していくこともある。

一九九九年に出版された『アレクサンダー・テクニークにできること』（誠信書房）の「訳者まえがき」のなかにも書いたことだが、「言語」というのはそれを有する文化における「認識や思考のかたち」の一つである。だから、ある文化のなかでは存在する言語（概念）が別の文化のなかでは存在しないこともある。よく似てはいるが、ぴったり合う言語がないということもある。例えば、日本語では同じ「あし」という発音で「足」と「脚」を認識するが、英語では語自体が「feet」と「legs」というように、別物と認識されている。中国語ではさらに細かい認識をすると聞く。それに基づく身体観、あるいは自己観や、「からだの使い方」が異なっていることは、むしろ当然のことといえよう。

だから、今日の私たちがアレクサンダー・テクニックの概念を理解しようとするときに、アレクサンダー氏が記した言葉を「言葉のまま」に理解することは、かえってその概念を汲みきれない事態を招くこともある。アレクサンダー・テクニックに限ったことではないが、どちらかというと日本人は、異なる文化圏（個人間でもそうだが、特に外国）から来た知識に対してナイーヴな気がする。異なる文化のなかから生まれ、その思考体系のなかで「ある概念」を表す言葉を与えられているものを学ぶ場合に、それを本当に自分の「文化」のなかに生かそうと思うのなら、オリジナルの言葉をそのまま鵜呑みにすることは必ずしもオリジナルを尊重する態度に通じないことがあることを、覚えておいてしかるべきである。そうでなければ、その理解は非常に狭く応用性の低いものにとどまるだろう。

以下、簡単にアレクサンダー・テクニックでしばしば用いられる用語を解説しておく。実際のレッスンでこの「単語」が登場するかどうかは、レッスンの内容や教師のセンスによってさまざまだが、その「内容」には必ず接すると思うので、レッスンを受けたときの参考になれば幸いである。また、アレクサンダー・テクニックに関する翻訳本や原書を読まれる場合にも役立つかもしれない。

「特別ないいまわし」と「概念」の結びつきについて

前述のように、それを実際にどのようにレッスンのなかで用いるかはさまざまであるものの、欧米では伝統的にある「特別ないいまわし」がアレクサンダー・テクニックの骨子である「概念」と結びつけられて紹介されることが多い。日本において外国人アレクサンダー教師からレッスンを受けたことのある人や、日本語に翻訳された出版物を読んだことのある人は、この「いいまわし」に触れて少々混乱した思いを抱かれた人もいるかもしれない。

その疑念はきわめて正当なものといえよう。にわかに意味がわからなくても何らあわてることはない。むしろ、この言葉の示す「意味」を汲み取らずに早まって「言葉どおりに」行動しようとしてもらうほうが困る。それは後述のアレクサンダー用語で言うところの「end-gaining」（エンド・ゲイニング）ともいうべき「はやとちり」で、理解するどころか混乱を深めることになりかねない。

欧米のアレクサンダー・レッスンでは、必ずといっていいほど教師から聞かれる「首を自由に、頭は前に上に」「胴体は長く広く」「膝を遠くに」「肩は広く」（以上、限りなく直訳してある）などの指示の言葉がある。私がここで言う「特別ないいまわし」とはこれらのことである。欧米の未成熟な教師のなかには、やたらこれらの言葉を連呼して、個々人にとっての意味や説明を怠る者もおり、そういう指導には「アレクサンダー・マントラ」などと揶揄する声もあるほどなのだ。

ちなみにこれらは「direction」（ディレクション）と呼ばれるアレクサンダー・レッスンのなかでしばしば用いられる「方向付け」であるが、詳しくは後述する。『アレクサンダー・テクニークにできること』の「まえがき」のなかでも書かせてもらったが、こうした混乱しやすい「いいまわし」については、「何をしてほしいといっているのか」よりも「何をしてほしくないからこういう指示になるのか」という推理をしてもらうほうがはるかに有効だと思う。あるいはこの「いいまわし」を「指示」や「文章」として考えず、ひとつの「熟語」のように考えてもらって、そのうえで、実際のレッスンのなかで「ことば」以外の伝え方で示されるものとあわせてその「意味」を汲み取ってもらうほうが具体的かと思う。アレクサンダー・テクニックの重要な概念がこれらの「いいまわし」になって表現されていることにも意味があるのだが、ともあれ、理解するためには肯定的な意味で「懐疑的に」扱ってほしいと思う。

Inhibition（インヒビション）

アレクサンダー・テクニックにおいて最も重要かつ特徴的な概念がこの「Inhibition」である。前記の「アレクサンダー・レッスンの特徴」のなかでも紹介したように、このレッスンでは状況の改善方法として「何をしなくてはいけないか」ではなく「今（自覚の有無にかかわらず）やっていることのなかの、何を（あるいはどのくらい）しなくてもよいか」を指導することがメインである。自分では無自覚のまま、あるいは「そういうものだと思っていた」「つい、やってしまう」というように、恒常化し、無疑問化した行動や認識の仕方に対して認識の目を向け、「待った」をかけてみることで、その行動の自覚化と再編の機会としてもらう。

多くの場合、改善の意欲が量的に何事かを「増やす」（練習を増やす、治療回数を増やす、治療の種類を増やすなど）あるいは「埋める」（病状や困難をある種の「欠落」と見なしての対処）ことに走りがちだが、それでも改善が見られないのなら、その方法そのものを考え直そう……というのがアレクサンダー・レッスンのユニークなところだ。

この「何をしなくてもよいか」を知り、より自分にふさわしい「からだの使い方」を学ぶために、以下のような言葉で表される具体的指示がある。

●Direction（ディレクション）

アレクサンダー・レッスンに登場するとき、この言葉は「教師の指導」「からだの使い方の方向性」を意味する言葉として使われ、前に紹介した「首をらくにして、前に上に」「膝を遠くに」「肩は広く」という「いいまわし」によって示されることが多い。少なくとも、欧米ではそのようなレッスンが伝統的に定着してきたようだ。言葉ではそのように発しながら、その意味についてはクライアントに教師の手（hands-on）によって伝える、という暗黙の了解が成立していたように思う。現在では、そのような認識をベースにおきながらも、特にこの「いいまわし」を使わずに、あるいは補足を加えながら「ふさわしいからだの使い方」を指導する教師も少なくない。

このような「いいまわし」に出会ったときに注意してほしいことは、これらの言葉が「何に〈待った〉（inhibition）をかけたくて使われているか」ということだ。言葉の誘惑にそのまま乗ってしまうのは得策ではない。これらの定着した「いいまわし」は、人間が心理的、肉体的に恒常的に緊張した状態になったときに陥りやすい「からだの使い方」に対し、自覚を促すために使われていると考えたほうが現実的だ。個別かつ具体的にその個人によって「どのような状態」が「それ」なのかはさまざまだが、最大公約数的に考えて、この「いいまわし」に登場する身体部位は恒常的な緊張が反映されやすい部位といえる。だから、もしもレッスンでこの言葉を聞いたときには「この部分に何となく意識の目を向けてほしいのだな」と考えてくれればよい。教師から言われたことなので生真面目にそれを「しよう」と思うと、それが逆にからだを固めてしまうことになりかねないので、注意してもらいたい。

Primary control（プライマリー・コントロール）

特に「首は前に上に」で導かれる方向性（direction）は「プライマリー・コントロール」（primary control）と名づけられ、非常に「有名」である。しかし、有名であると同時に、疑問を投げかけられることも多い。確かに、この「いいまわし」だけでは何をさしているのかよくわからないと思う。

実はこの「いいまわし」は、もともとアレクサンダー氏個人の陥りやすいくせ（「後ろで下に」）に基づいて作られた言葉なので、この言葉でいわれている「方向」（「前に上に」）がすべてのクライアントにとっての「改善に向かう方向」とは限らないのだ。アレクサンダー・レッスンの歴史の長い欧米では、実際にはこの言葉は「具体的な方向の指示」というより「名詞」（自分にとって「プライマリー・コントロール」が働きやすい方向を考えてもらうための、サインのような役割の言葉）の扱いで使われることが多いように思うし、レッスンのなかではこの言葉を使いながらも「あなたにとっては、もう少しこちらのほうで頭のバランスを取るほうがいいのではないかしら」という風に、その人にとっての「前に上に」をきちんと指導している。ただ、『アレクサンダー・テクニークの学び方』（誠信書房）のなかの「アレクサンダーの先生をどう選ぶか」の項目にあるように、なかにはこの概念を完全に誤解したまま指導し、アレクサンダー・テクニックをただの融通のきかない姿勢矯正の域に押しとどめている教師もいるので、クライアントは「開かれた懐疑の眼」をもって慎重に教師を選ぶべきである。

「プライマリー」には「最初の」「主要な」「本来の」などの意味がある。インターネットで検索をかける際に「primary control」と入力すると、プラモデルなどの基本組み立て方や機械の基本操作法の紹介ページが出てくることがある。多くの場合、この言葉は自明の「アレクサンダー用語」として扱われることが多いが、これは必ずしも最初から特別な「用語」として使われていたものではないのではないかと思う。

アレクサンダー氏は、一九二五年の「ある認識されざる重要事項」（An Unrecognized Principle）と題された講演のなかで次のように言っている。デモンストレーションとして、誰か男性にレッスンをして見せながらの講演だったと推測される。

頭と首の方向が非常に重要（primary importance）なものとなったとき、私が発見したように、彼も理解したと思う。もしもこの重要な作業（praimary control）によって正しい使い方の方向を得たなら、全身の状況を整えることもきわめてシンプルになる。

なぜアレクサンダー・テクニックにおいて「首と頭」の位置関係が重視されるかは、さまざまな理由があろう。生理学的にも、主要な感覚器（目や鼻や口、耳など）と中枢神経の「さや」でもある脊柱が集中するこの身体部位には全体の緊張が反映されやすく、この部位が緊張することによる全身の動作や感受性への影響度もまた大きい。アレクサンダー氏が言うように、その「反映のされやすさ」に着目し、ここを動きやすい状態に整えておくことが全体の状況の改善や安定につながりやすいのではないか、というのが「プライマリー・コントロール」のコンセプトである。しかしそれだけではなく、その背後にはアレクサンダー氏が生きていた時代にもその理由があるのではないかと推測する。

アレクサンダー氏の生きていた時代において、指導とはいえ「他者のからだに触れる」（アレクサンダー・レッスンではクライアントに自身の行動や身体への自覚を促すために、軽くからだに手を触れる技法を取り入れている。「hands-on」〈ハンズオン〉と呼ばれているものだが、詳しくは前述）ということは、おそらく今日よりも慎重にならざるを得ない行為だったと思う。少し前に映画の大ヒットで有名になった「タイタニック号沈没事件」は一九一二年、彼が四十三歳のときに起きている。映画をご覧になった方は、あの映画のなかの登場人物の服装などを思いうかべてほしい。今日よりもずっと肉体の露出部分が少なく、かつ性別によって服装のスタイルが完全に違っているのがわかるだろう。女性の服装からコルセットが消えるのは一九二〇年代に入ってからであるし、社会制度的にもアメリカにも貴族が存在した時代だった。つまり、その時代・文化の「からだ」は今日よりもさらに「管理」の対象であり、日常的に「隠されている」存在だった。そうしたことからも、アレクサンダー氏はできるだけレッスンという「学習」に集中しやすいよう、誤解を受けにくく、かつ効果的な部位に、触れる身体部位を限定したと考えることができないだろうか。

アレクサンダー・レッスンの様子を写真やフィルムで見たり、レッスンを見学した際に、人の身体に触れている教師と触れられているクライアント（生徒）というビジュアルは眼をひく構図だと思う。そのインパクトが一部で「プライマリー・コントロール」が喧伝される一因になっているような気がするが、そのビジュアルだけでレッスンの内容を推し量るのは少々早急というものだ。

実はアレクサンダー・テクニックを学ぶ者のあいだでは「プライマリー・コントロール」の効果の高さを認識しながらも「しかしなぜ〈頭と首〉なのだ?」という議論はわりとよく交わされる。それは決して否定的な意味で交わされる議論ではない。いわば「肯定的疑問」なのである。「プライマリー・コントロール」の効果を「首」「頭」という部位のみで感じている人はむしろ少ない。だからこそこのような論議がしばしば交わされるのだ。どのようなものでもそうだが、単に「効果があるから、やれ」だけでは本当にはその人の身につかないものである。その行為の意味を自分なりに納得することでしか、それは本人の「実力」にはなりえない。

また言語的には「首」という言葉でしか表されていないが、ここでいう「首」は「頸椎」部分だけではなく、脊柱（背骨）全体や、胴体全体の関連性、連動性を示唆するものとして登場することが多いことも付け加えておく。自分が何を見て、何と見なしているのかに留意しなければ、ものを見ることとは単に「目立つものを追う」ことに留まり、真に「観察」とは呼べない状況に陥りやすいことにも注意すべきだろう。

＊

以下は、ある「状態」を表す用語としてしばしば登場する言葉である。

End-gaining（エンド・ゲイニング）

踏むべき手順やタイミング、度合いなどを無視して、無理な「からだの使い方」をしている様子、最終的な「できあがり」のイメージだけを抱いて行動してしまうことをこのように呼ぶ。

こうした自分の行動はレッスンを始めるまで本人に認識されておらず、ただ結果的に訪れる困難感や疲労感、痛みなどだけが認識されていることが多い。このような状況が恒常化する原因は、行動に対する知識や認識、自覚の薄さによる場合もあれば、なぜか心理的にあせってしまったり、行動の方法について「誤解」や「はやとちり」しており、結果だけを過剰にとらわれその成り立ち（方法）について主体的に考えたことがないなど、さまざまな理由が考えられる。この行動のパターンが恒常化すると、苦労のわりには報われない結果を生み出すことが多く、心身にダメージを与え、本人の自信を喪失させることも多い。

ただ、注意してもらいたいのは、「end-gaining」を「悪者あつかい」することは必ずしも改善に結びつくものではない、ということである。なかにはこうした状況を改善するために「これまでの行動と正反対のことをすればよくなるのでは」などと勘違いされる人もいるが、それこそ「はやとちり」というものである。損傷や疲労の度合いが大きくても、たいていの場合「こうしたい」という目的意識自体に誤りはない。ただその「意思」を具体的な行動に移す際の方法（「からだの使い方」）が適切でないだけである。習慣を改善する場合、改善のために「大きく」考え方や行動を変える必要はない。大切なのは、正確に状況を把握しうる感覚を養い、「少しずつ」だけれども「確実に」、自分にとって適切な「からだの使い方」を身につけることなのだ。どうかあせらずレッスンに取り組んでもらいたいと思う。

● Use（ユース）

「（からだの）使い方」、あるいはそれをしている状況のこと。

Mis-use（ミス・ユース）

最適ではない「（からだの）使い方」、あるいはそれをしている状況のこと。

＊

以下は、ある姿勢（からだの格好）に名付けられた用語である。陥りがちな罠だが、「このような格好をする」ことがアレクサンダー・テクニックを「する」とか「体得する」ということではないので注意して欲しい。言われるままにこのようなポーズをとることをレッスンの目的とするのではなく、このような姿勢を通して何を伝えたいのか、このような姿勢を通過する動作を行うことで何を感じてもらいたいのか、そのあたりを推理しながらレッスンを受ける際に役立ててもらいたい。

Monkey（モンキー）

見かけから言えば、ちょうどお猿さんの起立姿勢のようなのでこう呼ばれるようになったと思われる姿勢。ちょうど椅子に座ろうとしているような、あるいは椅子から立ち上がりかけたような、中間的な姿勢に見えるこのかっこうを、アレクサンダー・レッスンのなかではしばしば「モンキー・ポジション」と呼ぶのだ。

アレクサンダー・レッスンでは、人間の動作や姿勢を静止した「ポーズ」で考えるのではなく、連続的な動作のなかで考える。いわゆる「ポーズをとる」ことや、ある「姿勢をとる」にしても、その格好になることを目的として身体の可動域を抑制することによってそのようにするのではなく、どこをどのように動かしているうちにそのようなかたちになるのか……つまり「かたちづくる」ことを目的として身体動作をとらえるのではなく、どのような動作が「そのかたちになる」のかを考える。

だから、この「モンキー・ポジション」も「そのかっこうをする」ことを目的とするものととらえて実行すると、本来の意図とずれることになり、肉体的にも心地よいとは言い難いものと感じられるだろう。このような姿勢にわざわざ名前が与えられ、クライアントの注意を引く意味は、「行動の過程」に目を向けてもらうためである。例えば「立つ」「座る」という動作で言えば、その始まりと終わりは認識しやすいが、その過程の行動には気がつきにくい。腰痛や肩こり、背中の痛みなどで悩むクライアントが、しばしばチェア・レッスンなどで大きな発見をすることがあるが、それはまさに「過程の発見」というべきものである。「あいだ」をぶっ飛ばした無理な力の入れ方を日常的に行っていたために、自力で腰痛を生産・維持するような行動パターンになっていることは驚くほど多い。

また、股関節、膝関節、足首関節などの足の主要な関節にすべて角度をもたせるこの姿勢を学ぶことは、関節という「方向転換」と「重力の分散」をになう構造の役割を体感するのに役立つ。望ましくない「からだの使い方」の恒常化によって、これらの部位には痛みなどの不快症状が発生しやすいだけに、発見は多いことだろう。
また、この「モンキー」の方向を変えてみれば、次の「セミ・シューパイン」とも共通する「からだの使い方」をしていることにも注目していただきたい。

●Semi-supine（セミ・シューパイン）

仰向けに寝転がって、両膝を立てた姿勢をこのように呼ぶ。この語を直訳すると「半分仰向けになる」となる。その意図については、前述の「典型的なレッスン・スタイルについて」の「チェア・レッスンとテーブル・レッスン、アクティヴィティ」を参照していただきたい。

余談だが、腰痛で就寝時にも仰向けになることがつらい方には、膝の下に適度な硬さ・大きさのクッションを入れて、この「小さな立てひざ姿勢」で休まれることをお勧めする。寝入ってしまったらクッションは蹴飛ばしてしまってもよい。また、似て非なる行為として、足首のあたりだけを高くして休む姿勢を奨励する健康法や美容法もあると聞くが、この姿勢では膝が伸びきったままになり十分な体重の分散が可能ではないので、背中や腰に痛みがある人にはお勧めできないので注意を促しておきたい。

レッスンによる身体の外見的変化をどう読むか

一九九九年に私が訳した本を含め、これまで翻訳されてきた本のなかには、「よいからだの使い方」をしたときの姿勢と「誤ったからだの使い方」をしたときの姿勢の比較写真や、レッスンを受けた前と、受けた後の姿勢（外見）を比較した写真が並んでいることがある。こうした写真や図をどのように読むべきだろうか。

まず「してほしくない読み方」のほうから書いておこう。頭や写真を見比べて「最も変化がみられる部位」を「変化をさせた部位」「動かした部位」というふうには勘違いしていただきたくない。『アレクサンダー・テクニークにできること』の「訳者まえがき」のなかの「たけひご」の例で示したように（後の「〈しなくてはいけないこと〉ではなく〈しなくてもよいこと〉を知る」の章のなかでも紹介しているので参照していただきたい）、変化の原因となっている部位と変化が現れている部位は必ずしも同一ではない。それを忘れてただ形だけを真似して姿勢を正そうとしても、それはまさしく「かっこうだけ」のことで、「使える」ものにはなりにくいだろう。

レッスンによって姿勢や、筋肉のつき方や、身体のシルエットが変化していくことは、もちろん身体そのものの変化であるが、「身体のかたちを変えて、変えた」というよりも、その個人にとって適切な「からだの使い方」が習得されるにつれて生じた「身体感覚」「身体認識」の変化が「身体（外見）に現れた結果」と考えたほうが適切だろう。レッスンを受けたことのある人は、外見的な変化よりもまず、身体感覚や認識の変化の大きさに驚くことだろう。ほんの数ミリの関節の位置や筋肉の位置の誤解を解くだけで、「からだの重さが半分くらいになった」「痛くない」「動きやすい」などの劇的な体験をすることもめずらしくない。しかし物理的な変化はミリ単位のものなので、知覚する「身体の変化」と外見に現れる「身体の変化」は必ずしも同じ度合いの変化ではない。

私が担当してきたかぎり、クライアントの身体的変化の仕方は実にさまざまである。階段状にレッスンの回ごとに小さな変化が重なって定着していくクライアントもいれば、ある期間はほとんど外見的変化がみられないが、突然パズルのパーツがそろってそこに描かれている「絵」が見えてくるように体つきに変化が起こるクライアントもいる。その変化を細かく自覚できるクライアントもいれば、言われれば気がつくが自分では気がつきにくいクライアントもいるし、大きな変化を期待しすぎてか、起こっている変化にしばらく気がつかない（ピンと来ない）というクライアントもいる。

総じて「変化」というものは相対的に比較すればみえるものだが、どちらか片方の状態だけを見せられて「何が起こっているのか」をみとめることは容易ではない（だから比較写真が使用されるのである）。自認するレッスンの効果が高く自分の変化を他人にも知ってもらいたいという意欲が高い人は、時に「他人が自分の変化に気づいてくれない」ことにがっかりするかもしれないが、人間の「ものをみる目」がそういうものであることを認識の片隅に置いておくほうがよいだろう。自分が「みているもの」がそのまま「みえる」ほどの観察力を最初から有する人は稀である。しかし、繰り返し「みる」ことを続けることによって「みえてくる」ことは期待できる。かつての自分が、「感覚の目」を沈黙させることによってつらい「からだの使い方」を「つらい」とも思わず習慣化できていたように、認識を伴いつつ体験的に学ばなければ見えてこないことは多いのだ。

個人によって程度の差はあるが、一回ごとのレッスンでも「レッスン前」と「レッスン後」を比べれば変化は生じる。特に極端に無理のある「からだの使い方」をしてきた人ほど、初回の変化やインパクトは大きいことがある。しかしそれだけをもって「レッスンの効果」というのはやや安直である。アレクサンダー・レッスンの目的は、本人に自分に合った「からだの使い方」を身につけてもらうこと、つまり「定着」であって、身体的変化を「起こす」ことではない。身体的に姿勢などの変化が「起こる」のは必然的な結果であって、それを「すごい、すごい」と喜びすぎるのは手品を見て喜んでいるような「驚き」に過ぎない。

大事なのは「レッスンを受ける前は、どうすることが〈あたりまえ〉と思っていたのか」「どういう認識をもっていたのか」を振り返り、どのような認識がどのような動作の仕方や姿勢に結びついていたのかを認識することである。それをきめ細やかに認識していくことよって、「からだの使い方」は本当に「自分の身につく」のである。

2

「日常《ふつう》」というブラックボックス

——「日常」を少し本気で考えてみることから

隠ぺいされた見知らぬ「わたし」

例えば、鏡やビデオや写真に写った自分の姿を見て「え、私ってこんなかっこうしてたの!?」とか「私ってこんな歩き方をしてるの!?」と驚いたりした経験はないだろうか。たいていの人が「見知らぬ自分の姿」を目撃した驚きから、そのシーンを「きっとこの一瞬だけのこと」と思いたがったり、その目撃そのものを忘れようとしたりする。「嫌だなー」とか「恥ずかしい」と思ったりして、「とりあえず、気にしないでおこう」と努めて無視したり、記憶に鍵をかけたりする。

「じぶん」とは、本当は、誰の目から見た誰のことをいうのだろう?「たにん」の目から見て「あなたらしいね」などといわれる「じぶん」や、ビデオや写真のなかの「その人物のそぶり」が他人の目に映る「わたし」だとするならば、「わたし」は何をもって「わたし」だとみなされているのだろう?「わたし」にとっての「わたしらしさ」とは何だろう?……あなたはそんなことを考えたことはないだろうか。本当のところ、どうなのだろう。今の今までこの「見知らぬ顔の自分」を知らなかったのは、当の自分だけだったとしたら?この「見知らぬ自分」のほうこそが周囲から見て「自分」だと認知されている人物だとしたら?「わたし」とは、果たして誰のことを言うのか……などと書くと、まるでサスペンスもののようで、ちょっと怖くなってしまう人もいるかもしれないが、怖がる必要はない。しかし、自分にとって「じぶん」が意外と見えにくい存在である、というのは多分本当のことである。

レッスンのなかで、私とクライアントが対峙するのは、クライアントにとって「ふつう」であるがゆえに「死角」になっていた「見知らぬ顔の自分」である。レッスンにやってくる人は皆何らかの習慣化した身体症状に現れる問題を持っているのだが、その原因は、少なくとも外科的には特定しづらいものであることが多い。なぜなら、それは微妙な「ずれ」の積み重ねで生じるようなものだからだ。一回一回の「ずれ」や「食い違い」は非常に微々たるもので、明確に知覚されることもない程度のものなのだが、それが律儀なくらい繰り返される状況になっていることが多い。ゆえに本人にとってはますます自覚が生じにくく、「その結果」だけが「症状」や「痛み」として知覚され、本人や治療者を絶望的な気分にさせていることが多い。

レッスンを受け始めると、最初は誰しも「え、こんなことをしていたんですか」「気がつかなかった！」と、「知らない自分の行動」あるいは「認識」に驚いてしまうことだろう。しかしおぼろな記憶をたどってみれば、「そういう自分」には以前にもどこかでかすかに見覚えがあったりすることが多いようだ。どうして自分がそんな行動をするのか、それなりの理由も見えてきたりする。「見知らぬ自分の顔」は、ただ今のあなたにとって「知らなかった」だけの存在で、最初はそのことにびっくりするかもしれないけれど、決して「異常」なことでもなく、突発的なものでもなく、やっぱり根も葉もある「あなた」の一部なのである。そう知った時点から、見知らぬ自分はもう「見知らぬ」ものではなく、あなたの「可能性」の一部になる。

「あたりまえ」を暖かく疑え
——「これが最初ではなく、たぶん最後でもない問題」に向かい合うための「姿勢」

結論から先にいうなら、「からだの使い方」が関与する習慣化した問題は、その人が思う「ふつう」「あたりまえ」が「あたりまえでない」ことに原因がある。多くの「あたりまえ」「常識」「ふつう」とされているものは、その人の経験のなかの「確立統計的多数」という意味であって、構造的合理性だとか摂理として自然であるという意味と、必ずしも同一ではない。そのような「常識」とはたいていローカルなもので、誰もが無条件にうなずくグローバル・スタンダードなどではないし、時代や状況に左右されない絶対的で普遍的なものというわけでもない。認識のかたちのひとつに過ぎない。

私がこのようなことをいうのは、既存の「あたりまえ」を否定するためではない。むしろそれを肯定的に受け止めたいからだ。ローカルであれ、グローバルであれ、それが「常識」としてある程度の恒常性を得るにはそれなりの理由がある。だからこそ、それに対して疑問もなくただ「受け入れるだけ」の態度が「常識」を存続させる唯一の方法になるべきではないと思う。納得してこそ「あたりまえ」があたりまえである理由がみえてくる。特に習慣化した問題……「これが最初ではなく、おそらく最後でもない問題」の改善に取り組むのなら、その「問題」を一回限りのアクシデントと同じような態度でみるべきではない。その土壌になっている「ふつう」こそを、暖かく懐疑的な眼で見直すべきなのだ。

とはいえ、レッスンにおいて落ち着いて肯定的に今の自分の「あたりまえ」を疑うことができるようになる速やかさには個人差がある。習慣性の問題で苦しむ多くの人は、自分の「確立統計的多数」に全く疑いを持たずに固執していて、ひたすらうまくいかない状況と闘うことに忙しく、そのことに疲れている人が多い。そのためか、私がお会いするクライアントのなかにはある種の「ショック状態」に陥っている人もいる。「(起こると、あるいは起こらないと)思っていたこと」と「できごと」とのあいだの、ギャップの存在にショックを受けてしまい、「できごと」そのものというよりも、「ショック」にショックを受けてパニックになり、自分の目の前に何があるのか「みている」のに「みえていない」状態になってしまっていることが多いのだ。そして現状を認識する前に、ひたすらギャップを消滅させることが改善だと信じて戦ってしまいがちである。根本的な差異の存在は認知されないままに……。

また、パニックになりやすい人は「せっかち」であることも多いので、自分自身の認識スピードすら待ちきれずにあせって行動に走りがちでもある。「わからない」ということを事実以上に「わるいこと」のように思っており、即「自分の能力の欠損」のように思ってしまう人もいる。ことに長期間にわたって自分の「つもり」に反して生じる習慣的な不快症状や痛みに苦しんできた人のなかには

「考え方を変えるのは負けるようで嫌だ」という感覚が強く、「ここまで苦しんできたんだから、（これまでのやり方で）元が取れるまでやめられない」という、たちの悪いゲームのようなはまり方をしている人もいる。それを変えていくための近道はない。相応の時間をかけることが一番早い。

だから、私の仕事としては、「ショック」の残響やハレーションで感覚がパンク状態になっているクライアントに、静かに落ち着いてもらうことから始めることが多い。別に慰めの言葉をかけるわけではない。私にとってクライアントの現状が認識しやすいように、話を聞いていくだけのことだ。それはクライアントにとっても自分のしゃべった言葉を通して状況を認識する新鮮な機会になるようだ。「あたりまえ」という名のもとに、言葉にしてこなかったことというのは意外に多い。自分にとって、何が「ふつう」だったのかを、「ふつう、こういうふうに言うものなのでしょ」ではなく、自分の言葉で話す機会は、意外にないものなのだ。

アレクサンダー・テクニックのレッスンといえば、いきなり身体に触れられてレッスンが開始される、という印象が強い人も多いだろうが（欧米でレッスンを受けたことがあるという人には、とりわけその傾向が高い）、私の場合はふつうに色々なことを伺いながら、「言葉にする」という「行動」から入っていくことが多いように思う。そんなことをしながらレッスンを進めていくうちに、自分が「みている」ものが「みえる」ようになる。事実は、それを認識してこなかった人を驚かせ、怖がらせもするが、下手な慰めよりも気持ちを落ち着かせてくれることも少なくない。落ち着いて現状が認識できれば、意外と話は早いのだ。

「からだ」という認識

人間にとって「からだ」とは何だろうか。それは、目に見えて、触れることのできる、物質としての「肉体」とだけ考えてよいのだろうか。内臓や筋肉や骨格といった組織の集合体というだけの存在なのだろうか。

「こころ」や「からだ」というのも、そういう「もの」が存在するというより、人間の行動に対する認識の形式の一つと考えたほうがわかりやすい。特にすでに「繰り返し得る状況」になっている問題を考える際に、身体症状としてあらわれているから「それは身体（が原因）のことだ」と判断するのは、やや短絡的である。それは確かに身体や身体行動を通して認識される問題ではあるが、身体そのものの問題であるとは言い難い。

また、同じ状況や行動でも、ある人にとってはそれが「こころの問題」であり、別の人にとっては「からだの問題」であることがある。本人のリアリティとして尊重すべきことだが、本人の認識のなかでどちら側に認識されていようと、それをして「どちらかだけのこと」と判断したり、どちらか側からだけしか問題に触れようとしないのも、なんだか「かゆいところに手が届ききらない」感が否めない。

私の知る限り、習慣化が可能な問題は、認識（こころ）と行動（からだ）が互いに相関性を持つ関係にあるからこそ、繰り返すことが可能である。それはいわゆる「よい習慣」であろうと「悪い習慣」であろうと、その構造に変わりがない。だからここでは「習慣」が「からだ」か「こころ」か、という分別の問題はどちらでもよい。分別をつけるために考えるのではなくて、何を「からだ」と認識し得るかを、改めて少し考えたいと思う。

レッスンのなかでクライアントと「これまでどのようなときに〈からだ〉の存在を感じてきたか」「その〈からだ〉とは何か」という話になることがある。まとめると、だいたい以下のようになるようだ。

●「痛み」の同義語としての「からだ」

「考えてみれば、自分の〈からだ〉を意識するのは〈痛み〉を感じたり動作に〈困難〉を感じるときだけ」で、それ以外のときに「からだ」は抵抗感がないゆえに「ない」という人も少なくない。つまりその人にとって「からだ」は抵抗感によってのみその姿を現す、痛みと同義語のものであり、つらいときにだけ存在するもののようだ。思えば「意識する」という言葉も「違和感を拾う」に等しい意味で使われることが多いし、等身大の「認知」や「感知」の意味ではないことのほうが多いのかもしれない。

●限定的な「部位」「状況」としての「からだ」

どの部分を意識（記憶）しているかによっても、自分の「からだ」への認識や評価は変化する。例えば、体型的なコンプレックスを持っていたある女性はレッスンのなかで身体部位の名称（「腰」とか「脚」）が登場するたびに反射的に「太いといわれているんじゃないか」という解釈をしてしまう自分に歯止めがきかずにいた。また性的なコンプレックスを持つクライアントも、多分に性的な意味合いでしか「からだ」というものを認識できない時期があった。

より難しいことにチャレンジしているときのほうが、その違和感、抵抗感をもって「からだ」を感じやすいことがある。そうしたことから「筋肉」だけが「からだ」だと考えていた人もいる。体操やスポーツ、ダンスなど「特別な運動」をしている人はその行為をやっているときに、主要に「使っている」と感じている部分だけ「からだ」を知覚することができ、より難易度の低い「ふつうの」日常動作では注意を払わないので「からだがない」ような感覚になっていることも少なくない。

●「限界」としての「からだ」

「姿勢」や「力の入れ加減」の認識として「限界の位置」を「定姿勢」、「最大限」を「最善」と勘違いしている人は少なくない。つまり、身体的な「限界の苦しさ」を感じたときにのみ、その「行動」「姿勢」を認識するがゆえに、認識と行動がそのようなカップリングになっているのである。

あるクライアントは「自分は姿勢が悪い」と思っていたが、実際には大部分の時間は逆に「よすぎる姿勢」をとっていたことがわかった。本人は「姿勢をよくしなくては」という強迫（脅迫）にも似た思いから、背中の自然な凹凸まで消して「そっくり返るような姿勢」をとっていたのだ。これも不思議な認識の習慣なのだが、一般的に、いわゆる「猫背」にたいしては「悪い姿勢」という意識が強く自他ともに注意を払う人が多いのに対し、「そっくりかえり」に対しては「猫背」ほど注意を払う人は少ない。だからこのクライアントもこれまで自分の姿勢に対して正確に認識する機会をもたず、ただ何となく、「よくない」とされる姿勢の正反対が「最善」と信じてしまったようである。その結果、姿勢は「これ以上まっすぐにできない」かたちでとまるわけだが、それは残念ながら「よい姿勢」とは別の姿勢なのだ。このような姿勢は苦しすぎて「その姿勢をとるだけでせいいっぱい」になってしまい、自分が「どういうふうに何をしているのか」については何も記憶（意識）しておらず、長続きもしない。苦しすぎる姿勢から一息つくために「反動で」姿勢を崩したときにだけ、自分の姿勢（「していること」）に気がつく余裕を得、その「猫背」の姿勢をもって「自分はずっと姿勢が悪いんだ」という誤った認識を持ち続けていたのだった。

このような誤った認識によって「体力」「能力」あるいは「じぶん」というものの評価がいたずらに低いものになっている場合がある。このような誤った認識に基づいて改善の努力を重ねても、残念ながら望むような結果にたどり着くことはほとんどない。

●「からだ」と「こころ」の関係のかい離

多重人格よろしく、「こころ」と「からだ」で体験や記憶をきっぱり分担している人もいる。例えば、「痛み」や「苦しさ」は「からだ」の担当で、「楽しい」ことや「うれしい」ことを感じるのは「こころ」（わたし）というふうに。逆に、つらいと感じるのは身体的なことが原因なのだが、「つらさ」の部分だけを大きく感じ取って「精神的に」悩んでしまう人もいる。あるいはまた、現象そのものではなく言葉に反応して、「こころのこと」だと言われれば感知するが、「からだ」だと感知しない（その逆もある）、という人もいる。

そういう場合の「からだ」は肉眼的には物理的身体と重ねて見られていながらも、それそのもののことではないことが多い。

●「みかけ」としての「からだ」

「からだ」とは「自分の問題」ではなく、他者から見える、あるいは他者に見られている自分の「みかけ」と「かたち」の問題以上には認識していない人もいる。つまり身体行動に身体感覚が伴っていないケースである。

「私、脚の形が悪いのです」「歩き方がおかしい」などの「かっこうの悪い〈からだ〉」という問題でレッスンに来る人は多いが、結果的にそれは「からだ」に着せられた「ぬれぎぬ」であることが多い。多くの場合、人は「できること」よりも「できないこと」のほうが意識に上りやすいので、そのようなかたちでしか「自分」を認識できない状態もある。その問題の主体が「自分（のからだ）」である場合……つまり、それが自己信頼を得るプロセスとしての問題意識である場合は「からだの使い方」に基づく改善は有効である。「できない」という認知を通さなくても「できること」「していること」が認識できるようになり、落ち着いて「自分らしい」動作の仕方ができるようになるだろう。

しかし、なかには極端に主体が「自分」にない人もいる。その場合は「ぬれぎぬ」の理由がわかり状況が改善されても喜ばれない。そのようなクライアントにとって「改善」はポイントではなく、そのような問題提起の仕方を通してしか人とのコミュニケーションを経験したことがなく、そういう方法でしか他者や自己への関心がもてないのである。その人にとって「からだ」は「自分」のものではなく「他人との関係の保障」を意味する契約的なものなのかもしれない。そのような場合、レッスンであまりお手伝いできることはないかもしれない。

また、動作を習う際に、デモンストレーションなどを通すことが多いが、その際にその「みかけ」にこだわりすぎると習得の仕方として最適とはいえない状況が発生しやすい。「（結果として）どのような動作に見えるか」と「どのようにすればそのようなみかけになるか」は別のものであることが多いのだが、混同している場合があり、思うような結果が得られないがためにさらにこだわるという悪循環を起こしやすい。このような場合にも他者からの視線に過敏になっていることが多いようだ。

●言語に因《よ》る「からだ」

言葉が自分の身体機能を凌駕（無視）して「からだ」に作用している場合も少なくない。例えば「胸を開いて」という体操などの指示語を、言葉に忠実に（「胸・を・開く」）行動に移したために首や肩を損傷してしまったクライアントもいる（これは「出来上がりとして〈胸が開いて〉見えるような動作をしろ」という意味で解釈したほうが望ましいのだが、指導する側にも指導を受ける側にもその認識が大幅に欠けている場合、損傷につながるようだ）。他にも「腰を引き上げる」「お尻を締める」「腰から歩く」など、指示の目的がよく考えると曖昧だったり、指示というより結果の提示、あるいはその言葉は形容詞と考えたほうがよい表現はいくつもある。それを受け取る側、あるいは指示を出す側のなかで、言葉のほうが身体よりリアルで、しかも思い通りの行動ができなかった場合、「からだ」や「わたし」が「ぬれぎぬ」を着せられていることが多い。

●価値観としての「からだ」

価値観が関係（バランス）を凌駕することもある。

あるクライアントは「心身一如」という言葉に「善」という価値観を導入しすぎて、分けて考えることができず（「分かれる」というのはそこで「つながっている」ということでもあるのだが、「分ける」ことに罪悪感を感じるらしい）、「心」と「身」がぐちゃぐちゃに癒着を起こし、自分が何を感じているのかがかえって見えない状態に陥っていたりした。「こころ」は偉くて「からだ」はそれより下という価値観も根強いようだが、何をもってそう思っているかは自分でも根拠はよくわかっていないようだ。

あるいは「健康」という言葉に絶対的な「善」の価値観を置いており、「健康のためなら死んでもよい」生活スタイルを続けたために、身体を壊し、人間関係を壊すことになったという人もいる。

または、あるクライアントのダンサーは「(頭で) 考える」ことに支配的なイメージを持ちすぎており、「(体で) 感じる」ことに没頭しすぎて、自分が何をしているのか、何をしたいのかが見えなくなり、けがをしたり創作に行き詰まったりしてしまうというパターンに陥っていた。彼女の困難の原因が「頭」でも「体」でもなく、それを「どのように関係づけているのか」にあるということに気がつくまでには、少し時間をかける必要があったのだが、ともあれ、ある価値観 (状況) を維持し続けることの工作として全体のバランスを崩す結果になることは多い。

●人間関係と「からだ」

人間関係上の価値観 (上下関係) が「からだ」に作用することもある。先生や先輩、親や友人、恋人などとの関係保全を優先するあまり「本当に自分はこうしたいのかなあ」という疑問が湧いても、その疑問を押し殺してしまう場合がある。「疑問を抱く」ことがすなわち相手や相手との関係の「否定」や「反逆」ではないのだが、そう考える人もいる。それにより「自分の身動き」ができなくなる経験をもつ人は少なくない。特定の人物に対してだけでなく、対人恐怖感や、「人前に行くと緊張してしまう」「かたまって動けない」という症状になって定着していることも多い。

また、例えば、挨拶としての会釈（「こんにちは」の意味で頭を下げたり、前傾姿勢をとる）ことの主体的な意味を理解していないため、自分の意思を身体行動に移す発想が欠如していた人もいた。「こういうときには、こうするものなの。疑問の余地なし」という教えられ方をしたために、自分がどう思ったときに何をしていいのかがわからず、「自分の気持ち」と「行動」と「周囲の理解」の関係性に大きくギャップが生まれてしまったらしい。そうしたことから睡眠障害、摂食障害、あるいは「うつ」などの症状に陥る人もいる。

「ずれ」あるいは「フレキシビリティ」――「幅」をもって運営されている「日常」（ふつう）

こうした「からだ」に対する意識は、基本的に困りごとや痛みといった症状を通して自覚化されたものなので、「では、こういうふうになることがよくないことなのか」と考える方もいるかもしれない。しかしそう急ぐ必要はない。なぜなら、そう思う一方で同時に「そういう感じ、自分にもあるなあ」あるいは「そういう人っているよな」と感じた方もいるのではないだろうかと思うのだ。日常的に認識されている「からだ」というものが、決して全体的なものでもなければ、絶対的なものでもなく、ごく限定的な視点によるものであり、かつ移り変わりうるものであることを意識の片隅にとどめてもらうと今後の話がわかりやすいと思う。

その個人にとって「ふつう」と「ふつうじゃない」状況とを隔てるものが、身体症状の自覚を含めた「問題意識」の有無であるとするならば、その違いは、何か決定的なものがあるというのではなく、多分に「度合いの問題」なのである。問題（トラブル）に対する意識は「それに気づくこと」によって発生するのだが、現象自体はその意識が生まれるずっと以前から生じていることが多い。だから「その意識が生じた時点で認識されていること」を「悪いこと」と決め急ぐのは適切ではない。同様に「それ以外」は「正しいこと」であるかのような――より正確に表現するなら「問題《トラブル》、ではない」という名のもとに「無関心」になるような――扱いをすべきでもない。「それ（トラブル）以外」のなかにも「正しくない」（適切とは言い難い）ことはあるが、しかしではそれを「全部よくないこと」（トラブル）と見なすべきかというと、そうでもないのだ。

「ふつう」などというものをしげしげ考えてみたことのない人は、たいてい「ふつう」を、質量や範囲のない「点」のようなものだと暗黙のうちに思っているようだ。ほとんど連想ゲームのようだが、「ふつう」とは「問題がない」、「問題がない」ということは「正しい」、「正しい」ことは「一つ」「唯一」「絶対」というような認識であるような気がする。

しかし、実際には「トラブル」と「それ以外」という対比でしか物事は認識されていないのかもしれない。あるいは「異常」と「正常」（?「異常」以外）という安易な対立構造のなかに押し込められているのかもしれない。ゆえに「ふつう」は一般的に現実的な事柄ではなく、言葉のなかにしか存在していないのかもしれない。実際、レッスンに来るクライアントに話をうかがっていて「こんな風に痛い」「これができない」ということに関しては情報豊かだが、「それを繰り返しているということは、いつのまにか立ち直っているということなので、どういう風に回復したか」「痛くないときはどうしているか」については、全く情報（記憶）がない（おそらく、考えたことがない）、ということはめずらしいことではない。

しかし、「ふつう」にも案外「バラエティ」（ずれ）があるのである。そして大抵、その「ずれ方」には個人のパターンがある。その「ずれ幅」のなかにいるうちは、たとえはみ出そうになっていたとしても「ふつう」と呼ばれる。この「ふつう」のバランスをどう読むかによって、治療者と患者は「理解し難い関係」に陥ることすらある。患者が不調を訴えても治療者は「どこにも異常がない」と言ったり、治療者が異常を指摘する部位に患者の側が何のリアリティももてないといったケースはめずらしくないだろう。

それはちょうど「得票数四十九対五十一」という比率で可決されたり否決されたりする「議決」の「読み方」のようなものかもしれない。その「結果」だけ報告されると、それは「自明の」「満場一致の結果」であるような印象を受けるかもしれないが、たかが二票差の決定でもある。二票が動けば「否決」も「可決」に、「可決」も「否決」に動くのである。

「ふつう」とはそうしたものだ。絶対の状況ではなく、実際は微妙なバランスの元に「暫定的に決定」されるものといえよう。法律という「ルール」だって時代や状況を反映して改正されることがある。自分の「からだ」の運営も、またそうなのである。

レッスンに来る多くの方が「何も特別なことはしていないのに……（痛くなる）」というが、それは逆にいえば、「痛み」という「異常事態」（「ふつうじゃない」こと）は、「ふつう」からかけ離れた行為や出来事によって引き起こされているはず、と考えるからだろう。また習慣性の症状の痛みは、小さいものばかりではない。むしろ本人にとっては非常につらく大きい痛みであることが少なくない。「大きい」痛みの原因はきっと大きな原因によるものだと、連想するのも無理はない。

だが、実際はそうではない。習慣的な症状や痛みなどの困りごとの原因は、決して大それた「よくないこと」や「大間違い」ではないのだ。むしろいずれも一回一回の「ずれ」は非常に小さいし、一度か二度「間違ったからだの使い方」をしたからといって、それがいきなりつらい症状に発展するものでもない。小さいのだが、自覚がないゆえに修正されることがなく、継続的に「ずれ」を保持し続ける体制ができていることが、習慣性の問題の改善のしにくさを支えている。

「ずれることができる」という「能力」

「ずれ」という表現は、言葉の印象としてあまりよくないかもしれないが、言い方を変えるならそれは「フレキシビリティ」（柔軟性、許容範囲）とも呼べる側面がある。特に習慣化できるような問題を抱えている人は、この「許容範囲」を良くも悪くも目いっぱい使ってしまっている人が多い。

例えば、股関節で行うべき動きをウエスト近辺（腰椎や腹筋など）だけで行ってしまったために、「外見上」（他者から）姿勢の悪さや猫背を指摘されたり、「結果として」しつこい腰痛や肩こり、椎間板ヘルニアや脊椎分離症といった症状に悩む人は非常に多いが、「この動きをさほど苦労とも思わぬくらいウエストが器用でやわらかい」ということは一つの「能力」として評価すべき部分もある。体操選手やダンサーの場合などは訓練のなかで、人体構造の平均的な可動性からいえばさほど自由ではないはずのウエスト周辺の可動域を拡大するように努めてさえいる。

ただし、ウエストには単独で可動域の高い関節は存在していないので、そこの「柔軟性を上げる」というのは「そこだけを訓練する」という意味ではないことを忘れてはならない。この場合の「柔軟性の向上」とは、股関節などの大きな可動域を持つ関節をはじめ「複数の関節との連動性を上げる」ことを意味している。それを理解せずに、ウエストだけをターゲットにした「柔軟体操」と称し力づくでそこを折り曲げようとする訓練を行うことは、非常にリスクが高い。鍛えられた肉体の持ち主であっても例外ではなく、腰痛やヘルニアといった症状に見舞われることも少なくない。さらに「鍛えている」という自負があればこそ、初期段階での兆候を見逃しがちであり、症状が表面化したときの精神的なショックも少なくないことが多く、さらに立ち直るのに時間を要することが多い。

仮にそのようなリスクの高い訓練を強いられたとしても、いきなり損傷につながるわけではない。

「許容範囲」は一気に使い果たされるわけではないし、自分なりの「逃げ道」を探し出してうまく対応している人もいる。しかし一方では、コーチや指導者、テキストの言葉に過剰に「適応」してしまい、身体的な損傷が生じるまでその運動を続けてしまう人もいる。おそらく損傷に至るまでに「なんか変だな」という感覚はあったと思うのだが、「それ以外のもの」が優先される状況下では、その感覚は隠ぺいされてしまう。身体能力が高い人ほどこの隠ぺい能力が高いことがあり、その状況が恒常化すると、もう「こわれる」のを待つ以外に状況を変える方法がなくなってしまうことがある。表面的な観察でそれを「からだが弱い」とか「能力がなかった」「職業病で、仕方がない」などという評してしまう向きは根強いようだが、私に言わせれば話は全く逆である。むしろ我慢強すぎて発覚が遅れ、過程を飛ばした状態で問題に直面する突然さに、価値観だけが翻弄される結果になりやすい。

「背骨がずれています」「骨盤がずれています」という診断結果を言い渡され、「ずれてはいけない」「ずらしてはいけない」ということを言い含められることは、そんなにめずらしいことではないと思う。確かにずれたままの状態が恒常化することは望ましくない。しかし、だからといって「決してずらしてはならない」ということが「日常の行動の目的」になるのも、果たしてどうなのか。「ずらさない」「まちがわない」ことが「からだを使う」際の目的となってしまった場合、そこに息苦しさ（生き苦しさ）を覚えるのは自然なことではないか。

私には、「ずれる」ことよりも「戻れない」「戻り方がわからない」ことのほうがはるかに問題のように思える。習慣化した痛みを持った人の「からだの使い方」は、まるで「とおりゃんせ」という歌の歌詞のように「行きはよいよい、帰りは怖い」であることが多い。つまり、行動をするときには「しなくちゃ」という意識だけがあって、「どのように」という意識が大幅に欠落しているのである。「戻り方がわからない」のは「本当には自分で歩いたわけではない」（自分がどのようにしたのか記憶がない）からでもある。結果だけが認知され、過程が不在なのである。

程度の問題はあるが、「ずれる」ことが即悪いわけではなく、どこからどのように動作することが自分の身体条件にあった「使い方」なのか、それがわからないので行き着いた先で動けなくなることのほうが問題《トラブル》という気がする。それがトラブルと認識される「ずれ」を恒常化させているのではないだろうか。

「できてしまう」ということの「罠」

だから、「からだの使い方」を学ぶにあたって、「くせ」は敵にまわすべき存在ではない。自分の「くせ」を発見するきっかけは、あまり嬉しくない体験を通してであることが多いので、つい敵視してしまいがちであるが、自分自身の傾向性を敵のように見なして駆逐し消滅させることにのみいそしむのは得策ではない。

レッスンで考えるべき問題《ポイント》はまさにそこである。「アレクサンダー・テクニックは治療ではないのですか」と聞かれる機会も少なくないのだが、アレクサンダーのレッスンが「レッスン」であって「治療」ではないとしつこく言い続ける理由は、改善の焦点が「その症状を改善する方法」にあるのではなく「その人の能力の生かし方」を考えることにあるからである。

「からだの使い方」を考えるうえで、真に問題なのは「トラブル」そのものではない。むしろ手強いのは、結果的には「できてしまっている」ゆえにロスが恒常化していることに気がつかないことである。ちょっと我慢して力を入れたり、無理に目をつぶって知らん顔してしまえば「できてしまう」からこそ、誰にも「ばれない」。「ばれない」からこそ根本的に改善するチャンスを逸し続けるのである。レッスンを受けた人の多くが最初に驚愕する感覚（マジカルなほどの「からだの軽さ」や「らくさ」、あるいは「今までどうしてこんなに力んでいたんだろう……」）は、「自分自身にすらばれていなかった無理」がやっと表面化したゆえに感じられる感覚なのである。

「できている」ことが「わかっている」こととは限らない。しかし「わかって」いなくても「できてしまう」ことがあることも事実だ。それを「よいこと」と思うのか「よくないこと」と判断するかは、この事象をどちら側から見るかによるだろう。つまりそう思うことが都合がよいか悪いか、便利か不便かによると言ってよい。

だが、できていることにせよ、できていないことにせよ、現状が「無意識」である——つまりそのような行動を行っていることに気がついていない——うちは、それが「本人のための能力」として働いてくれるかは疑問である。自分の身体でありながら自分とは関係のない「他人」のように、ただ身体能力が存在していてもそれは主体的には存在していないことと同じかもしれない。これは身体の問題だけでなく、本人の感受性や知覚にも影響を与える問題でもある。

例えば、ある程度の技能を修得したアーティストやスポーツ選手が「練習するとは、何をすることなのか」で悩んでしまうことがある。ある程度の技能を身に付けるまでは「練習とは何か」などと考えることすらしなかった人も多いようで、自分が「悩んでいる」という自覚すらなく、ただ漠然と「調子が悪い」「気分が乗らない」と感じていることもあるようだ。これまでは決められたメニューをこなすことに疑問を持たず、練習すればするほど（時間を費やせば費やすだけ）成果があがると無邪気に信じていたのに、「何か違う」と感じるようになることがある。「違う」という思いはあるが「何が違うのか」ははっきりせず、「違う」と感じることがこれまで積み重ねてきたことを裏切るようで心ひそかに葛藤していることがある。

結論からいえば、そこには何らかの「からだの使い方」のロスが存在していることが多い。わかってしまった後には他愛のないことなのだが、意外に自分では「難しい」と思ったこともないようなシンプルで難易度の低い動作やテクニックのなかに無理や無駄が恒常化していることが少なくない。あとの「〈注意の固定／分散〉と〈からだの使い方〉」（一二三頁）でも述べるが、その段階で力（体力も気力も）を余分に使ってしまっているので「後が続かない」状態になっていることが多いのだ。そうした根本的なロスはごく初期段階で身につけてしまっていることが多く、行動自体はいつも「できてしまっている」ので誰にも気づかれずにここまで来てしまった、ということが多い。

　こうした問題に気がつかないまま極まるところまで行ってしまうと、怪我や不調が原因でその活動をやめざるを得なくなることが多い。この仕事をし始めて、実に多くの音楽家やダンサーが「歳のせい」や「才能がない」「運が悪かった」「職業病」などという言葉で評される「からだの使い方」が原因と思われる不調が原因で活動をやめざるを得ない状態になっていることを知り、愕然としたことがある。正直にいって「もったいない」という感を否めない。本人が納得してやめるのならよいことだが、こうしたやめ方は挫折感を引きずる。第一、認識として決して正確なものではない。

「練習の仕方」を含め、そうした「平素のこと」――「日常性」や「習慣」――はトラブルという意味での「問題」や「異常個所」だけを見ているのでは決して見えてこない。これは、習慣化した問題に取り組むうえで忘れてはならないポイントなのである。

「無理をする」ことでしか、がんばれないのか
――「改善」「向上」をめぐる対立構造からの脱却の勧め

「トラブル・シューティング」にいそしむことだけが改善の手段ではなく、むしろ表面的にはトラブルと見なされない「できてしまう」けれど「なんだか変だなあ」とおぼろげに感じているような事象のなかに「からだの使い方」の改善のための膨大なヒントが潜んでいる。それは強い感覚を伴いに

くいだけに、自覚することに慣れていないことかもしれないが、感知できないことでも存在しないことでもない。問題意識の発生は、改善に踏み出す重要な「きっかけ」になってくれるが、その時点で見えていること（「痛い」ところや「悪い」ところ）だけに対処するのでは習慣化した問題の改善としては十分ではない。

だが、基本的なロスに気がつかないまま問題を意識したときに、あるいは「からだ」を一般名称もしくは物理的肉体の意味にとどめて考えた場合、「からだ」は「わたしの自由を阻むもの」として加害者的に扱われる（病気やけがや、障害のせいで「したいことができない」という認識）ことがあるようだ。あるいは「からだ」を「わが身」という主体性で考える場合にしても、「わが身」としての「からだ」は、どちらかというと「こころ」の認識に近く、他者と比較したかたちで被害者的な立場で考えられる（「どうして私だけがこんな目に会うの」「こんなにがんばっているのに」というふうに）ことも少なくない。

こうしたことからもうかがえるように、どうも「改善・向上に対する熱意」は「闘争」という形式に陥りやすい。よく「病気と闘う」「痛みに打ち勝つ」という表現があるが、気がついてみたら練習の仕方や指導、あるいは症状の改善のための努力、あるいは生き方そのものが「戦場」になってしまうことはめずらしくないような気がする。しかし、果たしてそれは本当に「敵」というかたちで対峙すべき事象なのだろうか。それは、誰が何と「闘っている」というのだろうか。

当事者の「やる気」（問題と向かい合う気持ち）を鼓舞するために「闘い」や「リベンジ」（復讐）

という表現を用いる意図は、それなりにわかるような気はする。しかしそれは着火剤の役割にはなれても、それを継続的な力とすることは非常に難しい。焚き火で言えば一本ずつの薪に火をつけて大きな焚き火を作ろうとしているようなものだし、短距離の走法でマラソンを完走しようとしているようなものだ。あえてドライな言い方をするなら、非常に効率が悪い。そしていつのまにか、その「効率の悪い状況」と闘うことに必死になってしまって、それに奔走することを「努力」だと勘違いしてしまったりする。「苦労は買ってでもしろ」という言葉があるが、これはただ苦しいことやつらい体験をすればよい、ということではもちろんない。そのなかから何を体験できるか、という問題なのである。するべき手間を惜しむ必要はないが、それ以外の苦労などする必要はない。しかし、「リベンジ」に染まったアタマではその判断ができないことがある。何より悲しいのは、このようなやり方でうまくいかないことを「まだやる気が足りない」とか「努力が足りない」というふうに、単純に量的な問題や、安直な才能論に置き換えられてしまうことだ。

欧米の芸術系の大学や専門の教育機関でアレクサンダー・テクニックが必須科目となっているのは、単に「からだ」に対する知識を得ることや、けがの予防や、リラクゼーションのためだけではない。洋の東西を問わず、本気でダンスや音楽や演劇を志す者は、うまくなるためなら文字通り何でもやろうとする。その「やる気」はすばらしいのだが、文字通りにただ「何でもする」だけでは、上達するどころか、自分の熱意に翻弄され、心身ともに疲労してしまうか故障してしまうほうが早い。

あるいは単に技術の習得や課題をこなすことに追われ（それだけでも大変なことではあるのだが）、それを「こなす」ことはできるようになっても、何かを「身につける」とか自分から「表現する」ということとはほど遠い段階で終わってしまうこともある。自分の「やる気」を活かすためにこそ「じぶん」というものを知り、今の自分に何が必要なのか、画一的にではなく、どうすることが自分にとっての「努力」なのかを知るためのプログラムとしてアレクサンダーのクラスはある。ダンスのテクニックや演奏技法などは専門の教師から習うのだが、それを「どう学ぶべきか」のヒントはアレクサンダー・レッスンによって学ぶのである。ある行為に対して「本気」で向かい続けるためには、ただ「熱い」だけでは不十分だ。「覚めた情熱」とでもいうべきものが必要なのである。

もちろん、アレクサンダー・レッスンとて「受ければよい」というものではない。特に上記のように「学校のプログラム」として用意されている場合、そのタイミングでレッスンを受けることが必ずしもその個人にとって理解し始めるのに最適のタイミングというわけではない場合もある。しかし多くの教育がそうであるように、蒔いた種はどのタイミングで発芽するかわからないわけだから、その人なりの何らかのきっかけになればそれでよいともいえよう。

クライアントや、クライアントとしてやってくる治療関係者のなかには、「うまくなるために」あるいは「治す（直す）ために」何でもやってきて、満足の行く結果を得られないばかりか、疲れ果ててしまったという人が少なくない。なかには拷問に近いような（あるいはコントのネタのような）トレーニング方法や、助けるべき患者とお互いを傷つけあうような治療という名の「闘争」を「平気で」行ってきた人もいる。「平気」だったのは、「悪気」があったからではなく、自分の「できない」ところは認識できても「している」ことを知らず、しかもそれが「日常的」だったからである。けっこうひどいことでもそれが日常化してしまえば「ふつう」だと思えてしまうような感覚が人間にはある。それはその状況下で生き残っていくための「サバイバル術」でもあるが（いちいち状況を認識できたらつらすぎて生きていけない場合もある）、そうである限り状況を変えられない、ということでもあるのだ。

正体の見えにくいものを「敵よばわり」することで「じぶん」から切り離すのは簡単だ。しかし本当に闘うべきなのは、そうして作りあげた架空の「敵」に対してではなく、この困難な状況に対してではないだろうか。正確に言うなら、闘いに臨むほどの勇気をもって、この困難な状況と戦わずに向かい合うことが、真に「闘い」なのである。

レッスンが進んでくると、まるで夢から覚めたかのような表情で「なんであんなにつらいことを平気でしていたのでしょうね」と言うクライアントは多い。気がついてしまえばなんでもないことでも、恒常化してしまったことに気づくことはとても難しい。「日常性」の手強さはそういうところにあるのだ。

3

なぜ「くせ」にすることができるのか

――「リアリティ」を読み解く

「無意識」と過度の「合理化」

レッスンで対峙する問題は、それが「まったくできない」とか「動かない」というものについてというよりも、「できたりできなかったり」「かろうじてできてはいるがわかっているわけではない」というものが多い。しかも「一回こっきり」の問題ではなく「これが最初ではなく繰り返されている」問題である。まったくできない行為は「習慣」になりようがないのだから、当然ともいえるが、たいていの場合その行為の「困難さ」を感受するのが精一杯で、何が起こっているのかなどの情報が大幅に欠落していることが多い。つまり、具体的なものがみな「死角」になっているのだ。その「わからなさ」がクライアントを大いに不安にさせ、時に絶望的な気持ちにさせているように思う。

その「死角」は「無意識」と呼ばれたりする。文字で書くと「無」であるが、本当に「何もない」わけではない。でも意識には上っていないのだから「ない」ともいえる。「ない」のに「できる」のはなぜなのだろう。特にそれが「つらい状態」であるのに繰り返せるのはなぜなのだろう。

色の恒常性は異なる刺激が同じに見えるという錯覚である。

これは『共感覚者の驚くべき日常』(リチャード・シトーウィック著・山下篤子訳、草思社)のなかの一文である。この本の内容もかなり面白いし、感覚や知覚の問題を考えるうえで参考になることが多いのだが、ここでは割愛する。ここでいわれている「錯覚」を別の言葉でいうなら「合理化」といえようか。人間の網膜に映る色彩は、そのときの光によって変化する。試しに一枚の色紙を家の中や屋外の色々な場所に持っていって、その色を見てみるとよい。同じ紙の色でも「実際に見えている色」はそのときどきによって違うのがわかるだろう。

しかし、例えば「赤」といわれれば多くの人は瞬時に何のことをいわれているのかわかるし、認識のなかの「その色」（「赤」）は状況によって変色することはない。だが同時に「実際に目にする色」は本当は一期一会の「そのときだけの色」だ。その関係に気がつきながら「その色」を見ている人は少ないかもしれない。

だが一期一会だからといって、「そのときどきの色」に一つずつ固有の名前を与えているのでは、いくつ名前があっても足りないし、かえって「〈色〉とは何なのか」がわからなくなってしまって、名前が「名前」の機能を果たさなくなるだろう。個別になりすぎることもまた、体験を受けとめる安定感に欠け、それを感受している者の自己の恒常性を保ち難くなってしまうことにつながる。だからこれは色の見方としてどちらが正しいとか、間違っているのかということを言っているのではない。「赤」を「赤だな」と認識できるのは「色」という概念を認識した人間にだけできる「認識の仕方」であって、視覚や色覚そのものとは別の働きなのである。別であるが、関連も深い。その関係性の問題が、ここではポイントなのだ。

私たちは「それ」をあらわす「カテゴリー」としてものに名前を与え、例えばその「色の名前」を言えば「それそのもの」を見ずしてそれがだいたい「どんな色」なのか認識できるように、言語を活用している。「名前」や「言語」の機能とはそうしたものだ。しかし、「あたりまえ」のように言語を使う生活をしていると、「それ」と「その名」の関係がどんどん密接になり、まるで「名前」が「それそのもの」であるかのように、関係を「それそのもの」のように誤解してしまったりすることがある。

最近大ブームになった『陰陽師』（原作・夢枕獏、漫画・岡野玲子、映画化もされている）のなかにも「この世で一番短い呪とは、名だ」というセリフが出てくる。「呪」と書いて「しゅ」と呼ぶ（読む）のだが、それは今風に言えば「その〝もの〟をそのものたらしめる認識」と言い換えることもできるだろう。「その名」で呼ばれたものを「それ」だと認識できることが「呪」なのである。別に「その名」で呼ばれなくても「それ」が「それ」であることは変わりがないはずなのだが、「言語」という「呪」を活用する人間の認識のなかでは必ずしもそうではない。

例えば、「本名」のほかに「芸名」や「ペンネーム」などを使い分けるのは、「名」の力を借りてまさしく「人格」を使い分けるためだし、その人の名前の「つづり」や「漢字」を間違えて書くことが「書き間違い」以上の行為……大きく言えば「自己の侵害」にすら感じられることがあるのは、それが認識という「結界」を犯す行為だからだ。ヘレン・ケラーが「水」が「water」のことだと知った瞬間、突然「じぶん」と「世界」がつながるような衝撃を受けたように、認識は「わたし」を「世界」に取り入れたり、阻害したりするほどのパワーをもっている。「からだ」や動作の認識にも、その「呪」は働いている。

「赤」にも実はいろいろな赤があるように、「無意識」の内容も、実は多様である。

例えば、レッスンを通して「やっているつもりのない、奇妙な動作や力の入れ方をしている」ことをはっきり認識したときに、クライアントはそれを「無意識にやってしまう」「ついやってしまう」といったりする。この場合の「無意識」は「やっているつもりのない行動」に対する認識で、行動そのものではなく「行動に対する認識（意識）の欠如」を意味していると考えられるだろう（このような「無意識」の存続には、「過集中」が大きなかぎを握っているが、それについては後で説明する）。あるいは、行動そのものには認識があるが、「それがどういうことなのか」という認識が欠けている場合もある。

「無意識という意識が存在している」ことの発見は「ゼロ」の発見に似ているのかもしれない。「あるものの存在を認識している以外の認識の状態」が存在していることを認知するという、ちょっとややこしい「ものの在りよう」の発見といえよう。「無意識の存在」にすら無意識であることも少なくないのが、こういう場合は存在そのものが認識されていないので、「無意識」という意識すらないだろう。レッスンのなかで考える「無意識」は、その存在を認知された「無意識」であり、特定の認識の欠如を意味する「無意識」である。

最初の話題に戻ろう。なぜ苦しいことなのに、癖にすることができるのか。それは、この「名前」と「それ」との関係の「誤解」による「行動パターンの過度の合理化」の結果といえるように思う。「合理化」というと聞こえがよいかもしれないが、この場合の意味は「理に叶っている」というよりも、「正当化」という名の「隠ぺい工作」である。砕けた表現をするならば「こういうものだと思い込むこと」「マニュアル化」「バカの一つ覚え」あるいは「トラウマ化」である。

行動は「その行動が認識されたときの認識」に依存するものである。あるワークショップのなかで「目を閉じてありふれたものに触ってみる」というゲームのようなことをしていたときに、あるクライアントは「それ」が「えんぴつだ」と認識されたとたんに「触覚」を失ってしまった、ということがあった。といっても「触覚」という身体機能を「喪失」したわけではない。「名前」を認識したとたんに「名前の認識」に「今感じていること」が封じ込められ、「感じているものを感じられない」状態になってしまったのである。そのように、「それ」を「それだ」と認識したとき認識が、実際の行動や感覚の「ライブ中継」の回線より優先されることは、程度の差こそあれ、誰にでも経験があることだと思う。

「合理化」そのものが「悪」というわけではない。思考力や判断力を要求されなくても特定の行為が「できる」というのは、特に「済ます」(つまり、それを「行う」ことよりも「終了する」ことのほうに行動の目的がある)行為については便利である。

しかし「以前もこんな感じだったはず」と感覚のみに頼った再現やそのとき用いられた言葉などに認識が固定化してしまった場合、それ以降の感覚入力（体験）は基本的に感知されず、ゆえにその時々の状況に対応せずに最初の記憶の粗雑なコピーしかできなくなることがある。そのような行為を通して感じられる「世界」は、みずみずしさを失った閉塞感に満ちた「牢獄」でしかないかもしれない。

「できること」がすべて「身についていること」とはかぎらない

レッスンに来る人の動機はたいてい「困りごと」なので、そのことにこだわりがちだが、「困りごと」としての「習慣」や「くせ」「なおせないこと」と、困らずに個性として評価される「特技」や「才能」は、その習得・定着の過程にそれほど差があるわけではない。

問題になるような「くせ」も「無意識」だが、肯定的に「無意識にできてしまう」「からだで覚えている」「身についている」というようなものもまた、同じく「無意識」と呼ばれたりする。

例えば、「名選手、名コーチにあらず」などという言葉がある。これは「やれば、できてしまう」という状態でしかものごとを経験してきていない人間は、「何をしているから、できるのか」は認識していないことが多いので、他者にそれ（「どのように」）を伝えることが難しいことなどをさす言葉だ。だから、つい「とにかく練習だ」「やっているうちにできるようになる」というような指導法になりやすい。もちろん「やらなければできない」のだが、「やればできる」というものでもないのが、「学習」のややこしいところだ。

ただし付け加えておくならば、この人物（「名選手」）にとっての「できること」（名選手たるゆえん）は「本人がプレイすること」であって「教えること」ではない。同じ競技を対象としていても、全く「すること」が違うのである。そのことを認識せず、「名選手、即名コーチたれ」と期待するほうがやや「はやとちりぎみ」であることも、付け加えておこう。プレイヤーにとっては、「自分のやり方」を自分が把握しておくことは重要だが、「自分のやり方」を他者に説明できるかできないかということは必ずしもポイントではない。プレイヤーがコーチになるには、「伝える方法」を考えたり、学習したりする必要がある。

「意識する」という言葉がしばしば「違和感を認識する」という意味で使われることがある。学習のきっかけはしばしばこの「違和感」にあるといえるだろう。「違和感」といっても必ずしも「不快感」ではなく「あれ？　何かな？」というような「疑問」や「興味」も関心を促す「違和感」のうちといえるだろう。

「違和感」は、成功体験よりも失敗体験に付随することが多い。身体的にも「痛み」をはじめ「あれ？」というような感覚を伴うような体験であることも少なくない。それが単に「嫌な感じだった」で終わるのであれば、たいしたきっかけにもなるまいが、そのような「違和感」を「一体何が起こっているんだろう」という「自覚」や「興味」のきっかけとできたなら、その体験は挫折で終わるのではなく、かえって飛躍のきっかけになることもある。「トラブル」や「できないこと」の発見は、可能性の宝庫にもなりうるのだ。

一方で、良くも悪くも「疑問を持つ」の経験がなかったゆえに「自分がしていること」を認識せずにここまでこれた人間にとっては、「できない」ということ自体の意味が理解できない場合がある。俗に「優秀」「才能がある」と評価されてきた人物が怪我や損傷からなかなか立ち直れないことがあるが、それは「わからない」「できない」ということが経験的に理解できないので、立ち直り方が見つからない場合であることが多い。

学習（身につける）とは、ただ行っただけでは習得されない。どんなに一生懸命行ったとしても、ただ「おこなった」だけでは人間のなかで体験として完成しないのだ。例えば、徹夜して必死に覚えた試験勉強の内容が、試験が終わったとたんに淡くも消えてしまった経験はないだろうか。からくも記憶されるのは「試験勉強はつらい」という感覚くらいではないだろうか。そんなふうに、「やった」という記憶は残るかもしれないが「どんなふうにおこなったか」は記憶から抜け落ちてしまうということがある。「体験として完成しない」というのは、つまりその行為が本人にとって成功であっても失敗であっても「その場限り」で、そこから学んだものをその後に生かせない、安定して繰り返すことや記憶することができない、ということである。

だからアレクサンダー・レッスンでいう「からだの使い方」の正誤とは、表面的にみて「できている」「できていない」ことが問題なのではない。できてはいても、わかっていないことは少なくない。それに繊細な意識の目を向け、「わかって、できること」を少しずつ増やしていくのがレッスンのポイントである。私はレッスンでさまざまな分野の「プロ」や、卓越した技術を持った人に接することも多い。彼らは間違いなく「うまい」人たちであるし、一見「できないこと」など存在しないように見えたりもする。また、クライアントが専門とする分野そのものに関しては、私は未経験であったり、門外漢であることのほうが多い。それなのに指導が可能なのは、私が観ているのは表面的な「うまい」「へた」ではなく、それにいたる行動の成り立ちであるからだ。繊細に認識の「死角」を明らかにしていくことで、本人に「できること」をより確実に「身についていること」にしていくことを助けるのが私の仕事である。

同時に、レッスンには身体障害や病気を抱えた人もやってくる。私には障害や病気を「治す」ことはできないが、「病気」と「そうではないこと」を見わける手伝いをすることはできる。「つらいこと」はみんな「病気のせい」と、「病気」という名のブラックボックスを作って蓋をしてしまいたくなるのは人情だが、実は「病気」と、単に習慣化して定番化したものとをごっちゃにして「症状」「体質」「生まれつき」「職業病」と呼んでいることも少なくない。もちろんこれは、障害を持った方だけの話ではなく、習慣性の問題で悩む人すべてに言えることである。

「記憶」と「学習」
――「何を覚えているか」と「何が身についているか」

私たちは実に多くのことを後天的に学習する。「できてあたりまえ」と思っている実に多くのことが、ほとんど後天的な学習によって獲得されたものだ。「できてあたりまえ」という認識は「何をやっているのか」という認識やそれに対する知覚を覆い隠してしまうことがある。つまり「できている」という「記憶」や「認識」そのものがないのである。そのような行動と認識のギャップが「できてあたりまえ」と思っていたことが何かの加減でできなくなったときに、手強い壁となって立ちはだかることがある。レッスンに来る人のなかにも、ちょっとしたスランプと思っていたようなことからなかなか立ち直れなかったり、リハビリが思うように進まなかったりといった問題を抱えた人がいる。お話を聞いてみると、やはり認識と行動の関係のかい離が著しい場合が少なくない。

人間の筋肉、骨格、関節などには「受容器」と呼ばれる感覚器官が存在している。これらは本人の自覚にかかわらずものを感じ続け、各部位が同時に脳に情報を送り続けている。例えば「立つ」とか「歩く」というような、言語的には「ひとこと」の表現ですむような動作であっても、それを成立させている「からだ」のメカニズムは単純ではない。もしも「歩く」ということをその言語表現（「一言」）と同等に「単二」な動作だと思って動作をしようとすると、その歩き方は非常にぎくしゃくしたものになりやすいだろう。全く「できない」（歩けない）というわけではないが、自然な筋肉や関節の連動を極端に省略した、いわゆる「硬い動き」にしかならないことだろう。それは決して生まれつき「からだが硬い」とか「運動神経がない」からそうなってしまうわけではない。その動作を認識している「認識」に基づいて動作の再現をした結果に過ぎないのだ。自分の「認識」を疑わない限り、その行動と認識の関係は維持され続けることが多い。そのことがさらに「自分は生まれつき運動神経がないんだ」などと思わせていたりすることがある。

「記憶」とは、「思い浮かべる」ことや「暗記」などの、いわゆる「頭の作業」だけを指すものではない。何かを思い出して思い浮かべることや、「歩こう」と思って「歩く」という行為を行う――つまり「歩こう」という言葉の意味が「どのような行動をしろ」という意味なのか認識できるがゆえに再現できる――という「記憶」のあり方があると同時に、行動から記憶が呼び起こされることもあるし、特定の行動がその記憶を「その記憶」たらしめている（認識させている）こともある。

例えば、「何かを取りに来たのに、何を取りに来たのか忘れた」などというときに、「取りに行こう」と思った場所に戻ると、何を取ろうとしたか思い出した、という経験はないだろうか。あるいは、朝、目が醒めたとたん今の今まで見ていた夢を忘れてしまう、という経験はないだろうか。そんなとき、もう一度目が覚める前の姿勢になってみると夢の内容を思い出せたり、夢の続きを見ることができたりする。懐かしい食べ物を食べて子どもの頃のことを思い出したり、香水の匂いで昔の恋人のことを不意に思い出したりするような、「体感」「感覚」に結びついた「記憶」はたくさんある。俗に「トラウマになっている」といわれるような、本人にとって強烈な拒絶意識のある事柄が時間的にはとっくに過去になっても本人のなかで「過去」にできないのは、そのときの「からだ」の状況が保存されているからであることがある。「その感情」と「その動作」のセットが崩れない限り「トラウマ」は保存されるが、そのときと同様の気持ちになったときに「そのときにしたこと以外の動作」が少しでもできるようになれば、記憶を過去にできる糸口をつかむことができることがある。

癖になっている「からだの使い方」の問題のなかには、こうしたケースが少なからず存在している。本人のなかで「できてあたりまえ」というふうに、過度に自動化しているがゆえに改善することが難しいことのなかには、「感覚」と「動作」のセットが強固なものがいろいろある。例えば、内容をそらんじているような歌の歌詞やセリフでも「からだの使い方」が変わると一瞬「出てこなくなる」ということがよくある。その歌詞やセリフが記憶されていたのは、「あたま」（脳？）ではなく、以前の「そのからだの使い方」であったので、新しい「からだの使い方」をすると一瞬自動的には歌詞やセリフの記憶が取り出せなくなることがあるのだ。歌詞やセリフの記憶は失われるわけではないので心配はいらない。ただ自動化していた「セット」が緩んで「自動的」でなくなる際の反応なのである。

また、例えば楽器の演奏をしている人が、レッスンを受ける以前に演奏したことのある曲を久しぶりに弾いてみたりすると、「からだの使い方」が「レッスン以前」（その曲を覚えたときの）に自動的に戻ろうとしたのに気がついてびっくりした、ということもよく聞く。そのような体験を通して自分の「からだの使い方」や認識の変化を実感する人も少なくない。「こんなに力を入れていたのか」とか「このタイミングで力を入れる必要はないなあ」と改めて気がつき、現在はそれを「しなくなっている」ことに気がつくのである。あるいは、レッスン以前に履いていた靴を久しぶりに履いてみたら「地面が傾くようだった」と言ってきたクライアントもいた。以前と立ち方のバランスが変わったので、以前の立ち方の痕跡が靴の減り方や擦れ方などに残っている靴を履くと、とても異様な感覚を感じることがあるのだ。そのような体験を通して現在の変化を実感したり、「自分が以前〈あたりまえ〉に何をしていたのか」が改めてよく理解できることがあるのだ。

つまり、「あなたらしい」と呼ばれるようなその人間の行動の安定性とは「認識」（記憶、意識、意思）と「行動」の「結びつきの仕方」によって成立している部分が大きいのだ。意思だけがあっても、肉体の機能だけがあっても、それを結びつけるものがなければ「行動」として成立することは難しい。

認識を反映する「からだの使い方」——リアリティとしての「からだ」

たいていの人が「あたま」といえばそれがどの部位のことかわかると思うし、「かお」がどこを指す言葉なのかも理解できると思う。「では、この隣接した部位がどのように関わっているでしょう？「かお」はいつの間に「あたま」になりますか？　何によって分かれているでしょう？」と話をすすめていくと、返ってくる答えは多様なものになる。

こうした問答は、レッスンのなかでも行われることがあるが、主に「使える解剖学講座」と題したグループ・ワークで、複数の参加者がお互いの見解を聞きながら行うことが多い。もともとこの「講座」は、レッスンのなかで身体の固有名詞（別に専門用語ではなく、例えば「せなか」とか「うで」とかいう言葉）を出したときに「どうも話が食い違うな」という感覚があったことから始めた講座である。「あらためて、あなたの言う〈そこ〉は〈どこ〉ですか？」と、解剖学的に言われる部位の分類と照らし合わせながら考えてみることで、「自分の感じている〈からだ〉」をみてみようというものだ。

この「食い違い」は単なる「間違い」ではなく、「根も葉もある食い違い」である。むしろ、お互い何の打ち合わせもしないのに、それぞれの体験がその身体部位に帰着し、お互いの意見交換が成立しうることのほうが不思議に思えてくる。講座のなかで、構造的に著しい誤解があったことに気がついた人のなかには、「その場で痛みが軽くなってしまった」という人もいる。認識が「からだ」に与える影響は思っているよりもずっと深く大きいのかもしれない。

例えば「幻肢」と呼ばれる現象がある。これは手術などで手足など身体の一部を切除された人が、ないはずのその部位の感覚を感じる現象をいう。アレクサンダー・レッスンのなかではこれと逆の現象がみられることがめずらしくない。つまり、部位はあるのに、認識のなかにないので「使えない」「動かせない」「動作がつながらない」という現象である。身体機能に問題がなくても、その認識がなければ「自分の動作」にはならない。角膜移植や人口内耳の移植を行った人が「見えている」「聞こえている」とわかるようになるまで時間がかかるという報告もあるように、手術が問題なく成功していても「見る」「聞く」という経験をしたことのない人にとっては、にわかには何が「見える」「聞こえる」ということなのかがわからないことがあるのだ。レッスンのなかでも同様に、自分の「していること」が認識できるようになり、さらに単に「する」のではなく「できる」ようになるまで、しばらく時間がかかることがある。主体的には「なかった」のと同じだった身体部位を「使える」ようになるまでは、相応のプロセスを経る必要があるのだ。

さて、この図2をみてもらおう。これは、各身体部と対応する大脳皮質の位置関係と大きさを表した図である。

この図に描かれた人体像の大きさのバランスは、物理的な人間の身体とずいぶん違うので驚かれる人もいるかもしれない。しかし同時に「なるほど」と思われる人も多いのではないだろうか。個人差はあると思うが、身体感覚の「からだ」と身体そのものの大きさは比例していないことを潜在的に体験している人は少なくないように思う。例えば、急いで歩いているときに「自分の体から自分がはみ出しそうに歩いている」のを感じたり、気になる身体部位だけ「大きく」感じたり、逆に「体のなか

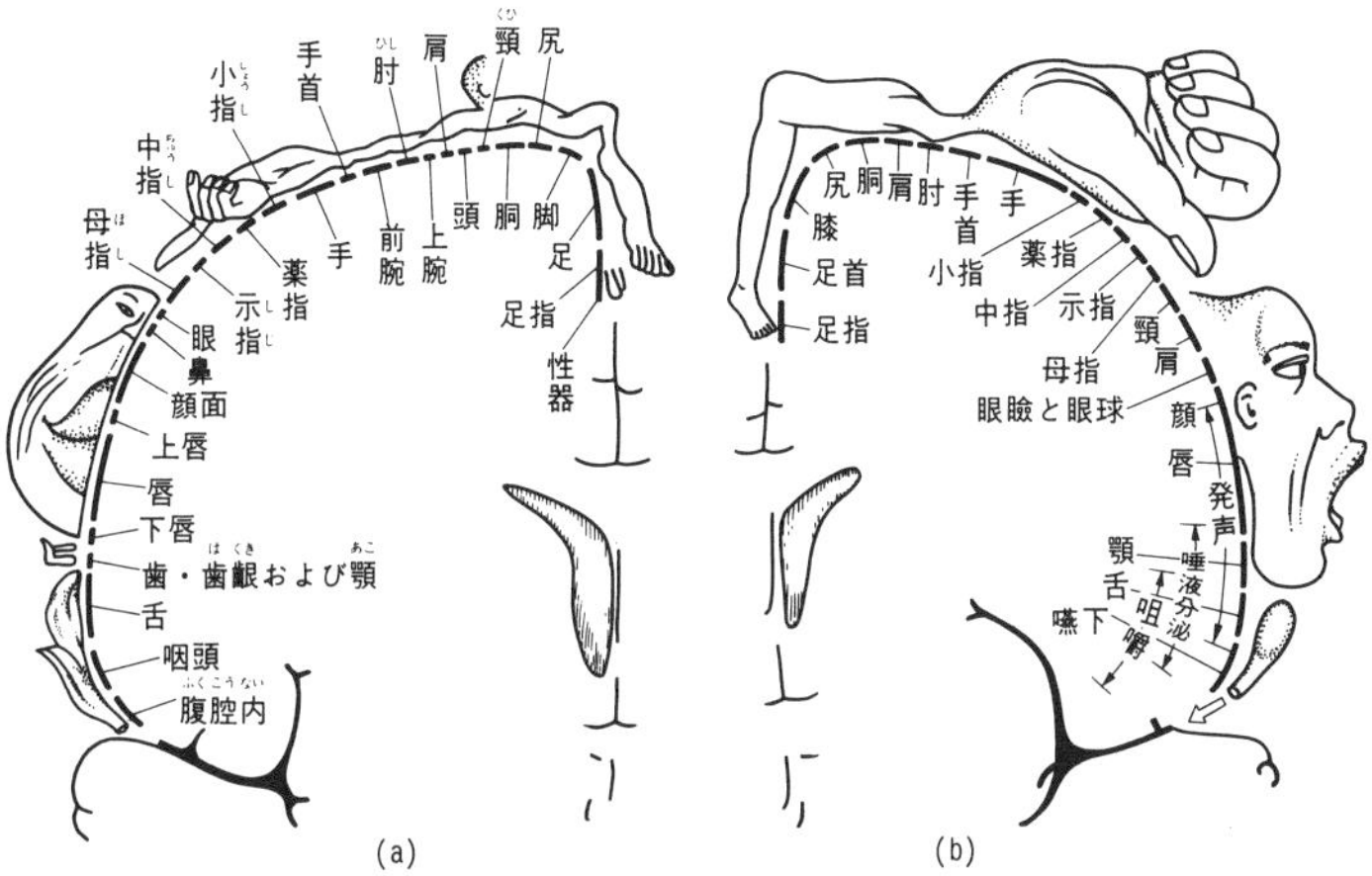

「体性感覚野」とは大脳皮質における主に皮膚知覚（痛覚，温覚，圧覚，触覚）によって感じられる「からだ」の分布領域である。「運動感覚野」では随意運動（自分の意思で可能な動き）における「からだ」の大きさを示している。いずれの部位の大きさや筋肉の量や力ではなく，どれだけ細かく感じたり動かしたりできるかを表したもので，より繊細な動作や感受が可能な部位ほど大きく表されている。

図2　ヒトの大脳皮質における(a)一次体性感覚野と(b)運動感覚野の機能局在

（堀・齊藤編『脳生理心理学重要研究集1』誠信書房，1992）

で自分が小さく縮こまってしまっている」と感じることはないだろうか。それらは単なる「気のせい」や「錯覚」ではなく、この図に示されたような「からだ」との関連によって生み出されるものでもある。

「間違い」や「錯覚」ではないが、しかし「大きな感覚」を持った部分が決して「大きな力」を持った部分ではないことにも留意しなくてはならない。「感じられる部位」だけで身体を把握したり、動作を完結しようとしすぎると、まさに「小手先で動く」ような、安定感に欠ける無理な「からだの使い方」にも通じてしまう。主体的に「からだ」と向き合おうとするなら、感覚的には饒舌ではない身体部位の声にも耳を澄ますことが、「からだ」全体の安定の鍵になっているのだ。

「私には、眼と指先しかない」。これは私のクライアントのなかで、最も保有する身体部位が少なかったクライアントのコメントだ。もちろん、物理的な身体部位の話ではない。「認識のなかにあるからだ」のことである。そういう意味で、私はまだ「五体満足」なクライアントに会ったことがない。さきほどのヘレン・ケラーのたとえではないが、自分のなかの「そこ」が「どこ」なのか、部位が存在していても認識とつながっていないゆえに「使えない」ものは意外に少なくないのだ。どこかの部分がなかったり、大きさが極端に小さかったり（大きい、という人は不思議なことにあまりいない）、立体感がなかったりといったことはめずらしくない。これほど限定的な部分しか使っていないのに、一応「ふつうに」生活が送れていたことに逞《たくま》しさを感じたりもするが、一方でこの逞しさがその状態を「変えがたいもの」に押しとどめてもいるのだ。

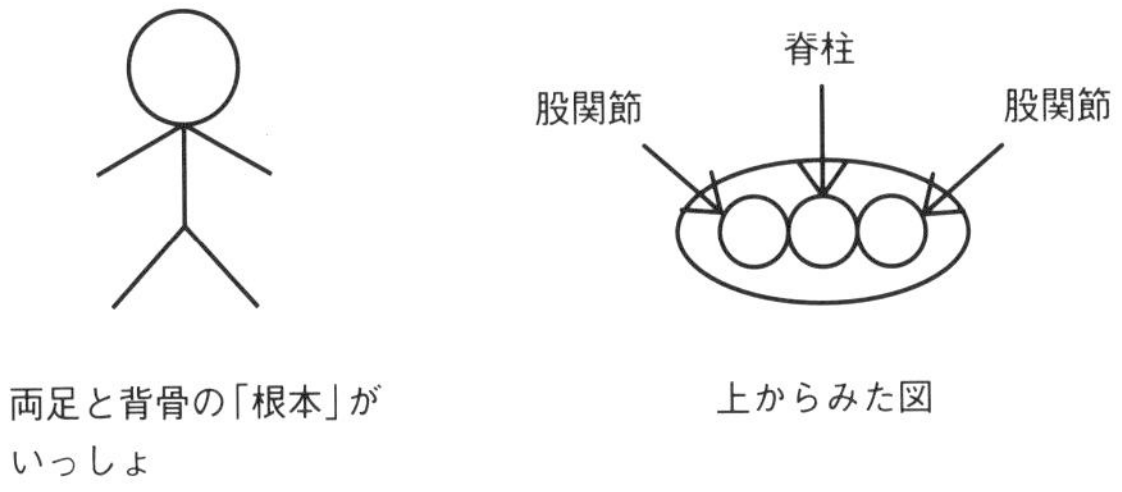

両足と背骨の「根本」が
いっしょ
上からみた図

図３　腰痛に悩まされていたクライアントの「骨盤」のイメージ

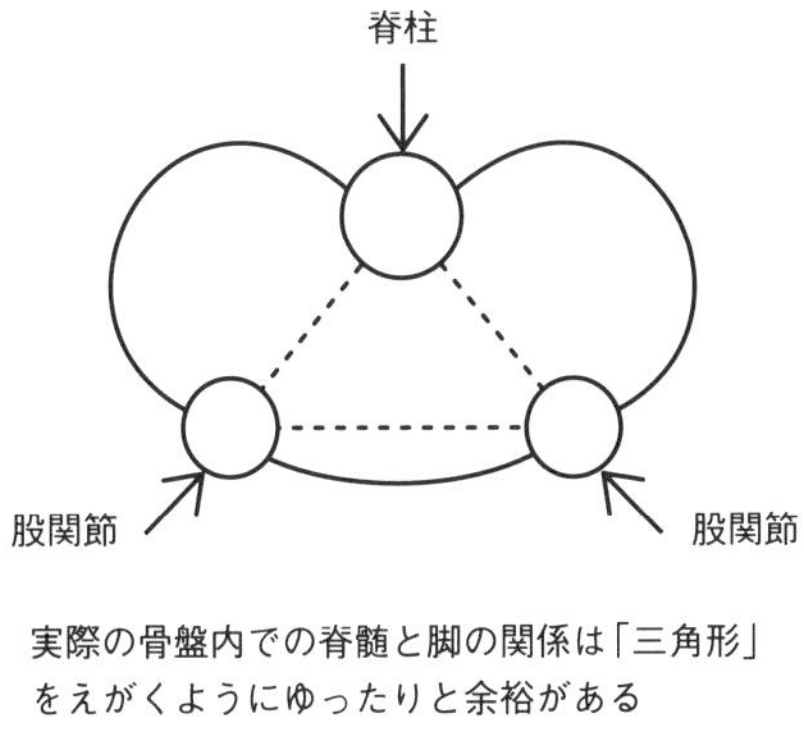

実際の骨盤内での脊髄と脚の関係は「三角形」
をえがくようにゆったりと余裕がある

図４　実際の骨格略図

ちなみに、図3はクライアントが書いてくれた脚と胴体の関係のイメージ、図4は実際の骨格略図である。

感覚と知覚（何を感じているのか）

自分の状態を認識する基本になるものとして、「感覚」がある。「感じる」「感覚する」という言葉も日常的に使うものだし、特別な用語ではない。しかし「わたし」はいったい何をもって「感じる」とか「感じている」と関知しているのだろうか。

「感覚」と「知覚」はよく似た言葉で、実際にはほぼ同一の意味で使われたりもするが、若干の定義の違いがある。ちなみに『広辞苑』にはこのように記されている。

「感覚」（sensation, sense）

①光、音や機械的な刺激などを、それぞれに対応する感覚受容器によって受けたとき、通常、体験する心的現象。視覚、聴覚、触覚、味覚、嗅覚などがある。

②事物を感じとらえること。またその具合。

「知覚」（perception）

感覚器官を通じて外界の対象の性質、形態、関係、および身体内部の状態を把握する作用（ちなみに仏教用語で「知覚」とは「知り覚えること、分別すること」を意味する)。

「自分のからだなのに、どうしてわからないんだろう」というクライアントの言葉を私は何度となく聞いてきたが、物理的に存在しているからといって、必ずしも「感じられる」とは限らないのだ。それは身体機能としての「感覚」の問題というよりも、「知覚」の問題なのである。

例えば、私の事務所には「フローテーション・タンク」と呼ばれる装置があるが、これは別名「アイソレーション・タンク」「感覚遮断装置」と呼ばれることがある。「感覚を遮断」などというと何やら怖そうだが、正確には「感覚入力の遮断」なのである。つまり「ここに入ると何も感じなくなる」というわけではなくて、「感覚」の「もと」となる刺激(光、音、温感、重力など)が高度に遮断される(真っ暗で、静かで、体温程度の暖かさの濃い塩水に浮く)空間に入るので「外からの刺激に対応してものを感じるという可能性が低くなる」ということなのである。

「感覚入力(刺激)」は遮断できても「知覚」そのものは遮断できない。むしろ、これまで外からの刺激に反射的に応じることに「いっぱいいっぱい」だった感覚が、それ以外のものに対して対応し始めることが多いのだ。だから刺激は減少したのに、感じているものは豊富になることもある。そのように「感覚」そのものと「その感覚をどう感じるか」「どう使うか」には、深く関わりあっているが全く同一でないがゆえの関係がつきまとう。

アレクサンダーのレッスンにやって来る人のなかには、外科的には「異常がない」「気のせい」「たいしたことではない」あるいは「治らない」とされ、自身の感じていることとは距離のある判断を治療者から受けて、自分自身の「感覚の基準」がわからなくなったり、自己信頼を失いかけて不安状態にある人も少なくない。だから、時には改めて自分が「感じている」のは何をどのように感じていることなのかを、再考してみる必要がある。レッスンではそのクライアントの要望に沿ってさまざまな動作をしてみたり、関節の位置を確かめたりなどするが、知覚について改めて考えてみることも、レッスンの大切なメニューの一つだ。

とても簡単な「知覚」の実験がある。例えば、思いっきり力を入れて、握りこぶしを作ってみてほしい。その握りこぶしの手で、手じかにあるものに触れてみてほしい。あらかじめ、何種類か質感の違うものを用意するのもよいだろう。例えば、クッションや座布団の下に本やペーパーウェイトなど固めのものを置いて、クッションの上から触れてみるのもよい。そしてどんな感じがしたか、ちょっと記憶しておいてほしい。次に、同じような握りこぶしでも、握りこぶしの作り方を変えて作ってみてほしい。指の関節がそれぞれ少しずつ角度を変えて、丸くなり、結果として「グー」になっている程度で十分だ。今度はその「グー」でさきほどと同じ物に触れてみよう。どんな感じが伝わってくるだろうか。後でつくった「グー」のほうが、触っているものの感触をより繊細に鮮やかに感覚できないだろうか。最初の握りこぶしでは、クッションを触っても一様に「かたい」という印象しか受けないかもしれないが、後の「グー」ではクッションと本という、質感の違うものが重なっていることや、ものの奥行きなど、細やかな違いも先ほどよりも感覚できた人も多いのではないか。

この実験の場合は、「自分が」手を握る「握り方」を変えたので、「知覚できる情報量」が変わったことを理解できると思うが、もしも自分の「やり方」に無自覚であったなら、「触っている対象が」変わったように感じてしまうかもしれない。最初に感じていた「かたさ」は触っていたものの「かたさ」ではなく、自分が自分の筋肉を締めつけていることによる「かたさ」であるところが大きく、しかも「かたい」という一つの情報にしか知覚が向けられないという状況にある。

実際にクライアントのなかには、そのような「からだの使い方」のせいで、日常的にいらだったり、周囲のものや人間に対して被害者意識を募らせていた人も少なくなかった。例えば、あらゆる寝具や椅子が自分のからだには合わず「ろくなものがない」と怒っていた人の体調が「からだの使い方」と知覚の関係を学ぶことで、ころっと状況が好転したケースもあった。鍼灸やカイロプラクティック、指圧などの治療関係者あるいはスポーツの指導者のなかには、自分の身体の「かたさ」を相手（患者）の状態と間違って判断していたり、そのせいで自身のからだも傷めているケースもめずらしくない。

自分が「感じている」困難感の原因は、常に「外」に向けられがちなのだが、実は自分がどのようにその場にあるか（どのような「からだの使い方」をしているか）によっても何が感じられるかは大きく変わってしまう。かといって原因を「内」に求めたときに起こりがちな、「気の持ちよう」というような曖昧な理解のレベルで抑えるよりもずっと、「使い方」という身体的に具体的なレベルで考えたほうがわかりやすいことが多いように思う。

「抵抗感」と記憶

ところで、過剰な力を使ったときの「感じ」や「うまくいかないときの感覚」は比較的安易に自覚（記憶）しやすいが、その一方で「うまくいっているときの感覚」はつかまえにくい。思い返せばそのような体験がある人も少なくないと思うが、「うまくからだが動いているときの感じ」は「すっとできる」「すっと動く」というような、ひっかかりのない感覚で感じられることが多いのではないだろうか。そうしたことから、「うまくやる」ために「何も考えずにやれ」などの指示を受ける人もいるが、残念ながら言葉に忠実すぎる判断を行動になおすことは適切ではない。

大事なのは「そのココロ」、つまり「その言葉の意味するところ」である。「からだの使い方」を教える立場の目からみると、このような抵抗感のなさは関節や筋肉をあるべき位置からあるべき方向に適切に使っているので無理が生じないゆえの感覚であって、本当に「何もしていない」「何も考えていない」わけではない。

例えば、レッスンのなかでも、これまで無意識に定着していた身体のこわばりがとれたほうが「身体感覚がはっきりする」「からだの隅々まで、よく見える感じ」という人もいれば、全く同じことに

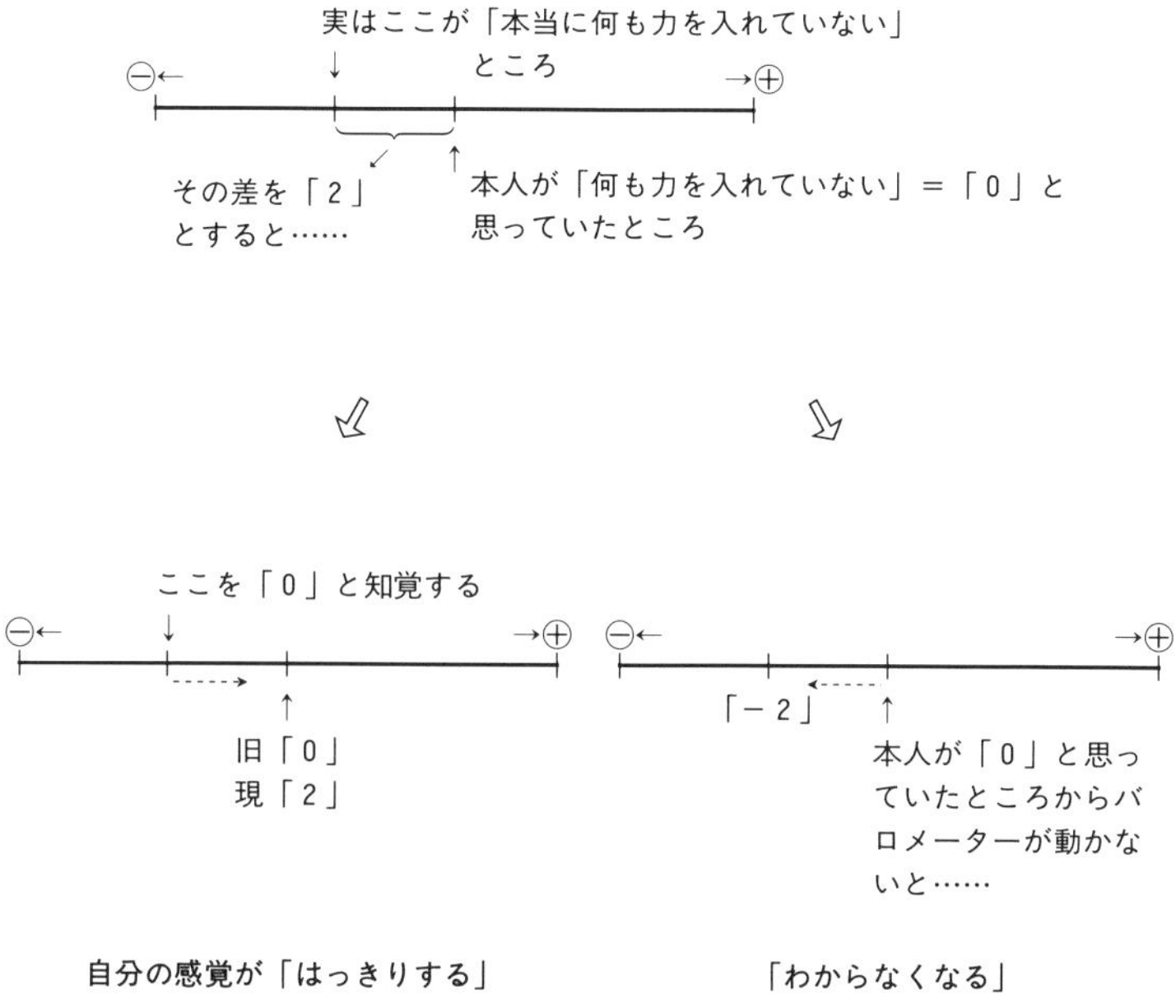
実はここが「本当に何も力を入れていない」ところ
その差を「2」とすると……
本人が「何も力を入れていない」＝「0」と思っていたところ
ここを「0」と知覚する
旧「0」
現「2」
「－2」
本人が「0」と思っていたところからバロメーターが動かないと……
自分の感覚が「はっきりする」
「わからなくなる」

図5　レッスンによる感覚のバロメーターの変化

対して「からだがぼんやりする」「からだがなくなる」という人もいる。言葉だけをとらえると、両者は正反対のことを言っているようだが、起こっていることは同じで、違っているのは「どこに基準を置いてそれを感じているか」だけである（図5）。

無自覚に強い緊張状態が常態化していた人がその緊張から解放されたときに、「（緊張が）なくなった」ことをまず感じるか、それとも緊張によって隠されていた「からだがみえてきた」ことを知覚するかは、あらかじめわかることではない。レッスンをしてみて、「どんな感じですか？」ときいてみて、お互いに初めてわかることである。ただ、「わからなくなる」という人は一般的な傾向として「緊張」と「からだ」が認識のなかで同化し、どちらかというと変化に対して慎重だといえるかもしれない。なかには、余分に力を入れてそれを突破して動く感覚で「じぶんのしていること」を把握する癖をつけていた人もいる。だから「抵抗」がなくなると「感覚を失う」感じになる人もいる。しかしレッスンを重ねるにしたがって、自分の身体に起こっていることが抵抗感に頼らずより細やかに感じ取れるようになるだろう。

ともあれ、人間の知覚は「派手なもの」に弱い。その情報が自分にとって重要か重要でないかは別として、強いインパクトを伴うものに集中しがちなのである。強い抵抗感を伴って自覚しやすい「うまくいかないときの感覚」に比べて「うまくいっているときの感覚」の情報そのものは、記憶されにくい。だから感覚の基準を無理をムリとも思わず行っていたときのまま「うまくやろう」と思ってもうまくいかないことが多いのだ。

この問題に対するアレクサンダー・レッスンでのアドバイスは、「うまくいかないときの感覚と情報」をうまく活用することだ。奇妙な言い方に聞こえるかもしれないが、現段階では「うまくいっている動作」よりも「（あまり）うまくいっていない動作」のほうを確実に実行できる状況にある。だからまず、無意識に自分が実際にはどのようなタイミングでどこをどのように動かしているかをみてみることから、始めるのだ。

最初のレッスンの後に私がクライアントにお願いすることは「ここで教えたことを〈しよう〉と思わないでくださいね」ということだ。「しよう」と思わなくても、早い人であれば、最初のレッスンの後から「これまでどおりの（力んだ）使い方」をすると「あれ？」「何か変だな」という「違和感」というかたちで、「これまでの力み」を知覚できるようになる。それを「チャンス」だと思って、思い出せる範囲でレッスンの内容を思い出してもらうように提案している。「そういえば、私はここに力を入れやすいんだったな」「思っていたよりもう少しこちらに関節があったはずだな」などと調整してもらい、その手ごたえを重ねることで、より確かに自分に合った「からだの使い方」を身につけ、同時に自分の身体にたいする感受性をより信頼がおけるものへと育ててゆくのだ。おそらくそこには、自分が思いもよらなかった自分の「ふつう」「日常」への発見があると思う。

「うまくやろう」とするのではなく、既存の習慣化した「使い方」を再検討してみて不適切なところにストップをかけてみることによって、改善を促すことをアレクサンダー用語では「inhibition」（抑制）と呼んでいる。アレクサンダー・テクニック特有の重要な概念の一つである。アレクサンダー・レッスンで行う「からだの使い方」の指導は、足し算の考え方で「からだ」を補強するのではなく、無意識に行っている無理や「やりすぎ」にストップをかけていく、いわば引き算なのだ。俗にいう、運動や動作の「勘が戻ってきた」「勘所をつかむ」という「勘」にしても、それ自体を「こういうふうにしよう」などと認識しているわけではなく、「そうでないもの」を細やかに認識できるようになることで成立している感覚のような気がする。「こうじゃない」という認識ができるから、すばやい対応（修正）ができる。そのすばやさ、滑らかさが他者の目からみれば、迷いもなく（何も考えず）動いているかのように見えているだけのような気がする。

「痛み」と知覚
――インパクトとセンセーション

また「痛い」という感覚についても、「からだの使い方」を含め、その人の生活習慣や認知の習慣によって意味するものが異なってくる。

レッスンに来る人が訴える「痛み」は一般的に身体的なもので、「痛み」の感覚の発生原因になっている「からだの使い方」が改善されると解消されることが多い。しかし、なかには心理的な「不安」や「恐れ」を「痛み」と表現し、主観的にも本当に身体的な不快感としてそれを知覚することがある。

あるクライアントは非常に凝り固まった「からだの使い方」が定着していたために、「それ以外の使い方」をしようとすると反射的に「痛い」と感じてしまっていた。このクライアントにとって「感じる」とは「痛みを感じる」としか感じられない状態になっていたのである。そのような「感じ方」は長期的に痛みや症状に苦しんできた人にはよくあることだ。極端な場合、レッスン中ほとんどその人物に触れることがないままレッスンを進めることもある。このような「痛み」の感覚は、身体感覚よりも、変化というものを怖がる心理的なものの反映である要素が大きいが、しかしそれは「嘘」ではなく、こちらからその程度を測ることは難しいが、本当に「痛い」のだと思う。その「痛み」を無視するわけではないが、それにとらわれず、「痛み」と正面から向き合う時間を作ることがこの場合、大切なのである。

あるいは「くすぐったい」という感覚で、内容的には上記の「痛み」と同様の感覚を訴えてくる人もいる。触れると、「くすぐったい」と言って手から逃れようとするのである。それもまた、本当に「くすぐったい」のであるが、そこには二つのことが交錯していると考えられる。長い間緊張していた身体には、微細な外力も大きな刺激に感じられる。それが「くすぐったさ」になっていることが一つ。もう一つは、やんわりとした「とまどい」と「拒絶」が入り混じってそのような感覚を引き起こしているのである。自分の状況を変えたい気持ちはあるのに、踏み出せない。習慣に変化を与え、それを安定化させるのは容易なことではないのだ。

また、筋肉はある一定時間以上同じ姿勢、同じ「使われ方」をすると固まってしまい、それを動かそうとすると非常な（痛みが「大きい」という意味ではなく、「非日常的」という意味で「非常な」）痛みを感じることがある。私自身、子どもの頃入院をして丸一日点滴のために片腕を動かさずにいたら、翌日動かすときに動かすたびに痛みが走って、驚いた経験があった。子ども心にも、機能的損傷が起こらなくても痛みが生じることや、わずか一日、しかも「動かさない」という一見「何もしていな」くて「らくそう」に思えることを行うことが痛みを感じる原因になりうることに驚いたものだった。私の場合は意図的に腕を「動かさないように」していたので、その結果を受け止めることは（歓迎はできないまでも）難しくはなかったが、無意識の習慣でそのような力の入れ方を行っていた人にとっては、それを発見した「驚き」のほうが身体感覚の変化よりインパクトがあるかもしれない。

あるバイオリニストのクライアントは、安定して楽器を支えるためにかなり力を入れて（まるでブレーキを踏みながらアクセルを全開にしているかのような）動作をする癖がついていたために、腕がきちんと関節を使って動き、固まるばかりだった筋肉の部分に自然な伸びが生まれ出すと「いたーい」と言って驚いていた。

習慣的に滑らかな連動の乏しい動作をしていた人には、滑らかな動作のもたらす筋肉運動が暫時「痛み」として知覚されることがある。身体に起こっていることは、ちょうどストレッチ運動をしたときのような感じで、決して危険なものではない。しかし「意外性」に味つけされた知覚には、知覚していることが「痛み」と感じられることがあるのだ。動作が「らく」になったのに「痛い」のに「らく」、などという体験はこれまでの彼女の人生のなかでまともに向き合ったことのない現象だろう。習慣的な「からだの使い方」を「変える」作業のなかには、ときにこうしたことが起こりうる。

こうした知覚は、本人が自分がどのように動いているかを全く自覚していなかった部位ほど生じやすいが、特に腕にそれを感じる人は多いようだ。腕の構造は、非常にフレキシブルに作られているので少々無理な「使い方」をしても動作に著しい影響が反映されにくく、それだけに「実際の動作の仕方」と「思っている動作の仕方」にギャップが生じやすいようだ。四十肩、五十肩と呼ばれる症状はこのような「行動」と「認識」のギャップの蓄積によって生み出されていることが多い。

「こわい」という感覚

よく「病院に行くのがこわい」「誰々に会うのがこわい」などという言い方がある。めずらしい言い方ではないし、感覚的には理解できるものがあるが、しかしこの「こわさ」とは何なのだろうか。この「こわさ」は単純に「怖い」のとは違う。なぜなら、「病院に行くのがこわい」のは「病院に行かない」ことへの葛藤ではなく、「病院に行こう」としているがゆえの葛藤だからである。単に「怖い」のなら、行かなければそれですむ。それに「病院が」あるいは病院で行われる「医療行為（例えば注射）が」「こわい」というのとも少し違う。「こわさ」とは、「自分に関する未知の情報」が存在することへの認識であり、それによって「自己の保全が脅かされるのではないか」という「警戒」の現れといえよう。

どちらかというと、欧米人に比べて日本人は自己の存在を「こころ」寄りに感じる傾向が強いような気がする。欧米においてアレクサンダー・テクニックは「身体的な」習慣性の問題の改善に有効なものとして認識される割合が大きかったが、日本では心理学の面から興味をもたれることも多い。そうした傾向の違いを在米中、アメリカ人の同僚に話したことがあったが、その傾向の違いに大いに興味を示しながらも「なぜそれが〈こころ寄り〉に認識されるのか」、実感として「ピンとこない」と言っていたのを記憶している。

こうしたエピソードが物語るのは、「からだ」の問題が身体の問題であるとは限らないということである。物質的構造や物理的刺激の大きさは同じであっても、その身体を通して認識される刺激情報の意味が個人によってあるいは文化によって異なるということである。

人間が感知する「刺激」や「ショック」の大小は、何も物理的刺激の強さによってのみではない。物理的な刺激は小さくとも、それをどのような意味に捉えるかによっては、肉体に損傷を与えずして本人に深い痛みを与える事態にもなりえるし、逆にほんの小さな刺激の知覚が本人の全体性の回復につながることもある。「hands-on《ハンズオン》」と呼ばれる繊細な触覚を通したレッスン方法がクライアントに伝えうることが、その繊細さに比例した小さなものに留まらないのはそのためである。

自分にとって何か大切なものなのに未知なもの、未知であるがゆえに自分と対象との関係や「つきあい方」が明確に見えていないものと向かい合おうとするとき、それを「こわい」と感じる感覚が人間にはある。また、その未知の情報が他者からもたらされることに、一種の「悔しさ」や「自己を浸食されるような感覚」を覚える人もいる。ことに「あたりまえ」を疑ったことがなく、限定的な関係性のなかだけで生きてきた人にとっては、それはほとんど「タブーに触れる」ような勇気がいることかもしれない。クライアントのなかにはきっぱりと「私にとって〈からだ〉はオカルトである」と言った人もいた。「こわい」だけに、それが一旦本人のなかで「的を得ている」と認定されると、その「こわさ」をもたらした相手に対して服従することで、「こわさ」から逃れて自己を保存しようとする感情が起こる場合もある。俗に言う「悪質な霊感商法や新興宗教」が勧誘対象の「からだの問題」の虚をつくことが効果的に信者と巨額の金銭を獲得できるのは、「自分の知らない自分」への複雑な感情を、相手の自主性を呼び起こさないようにしながらたくみに不安感と信頼感のトレードへと結びつけるからであろう。

「こわさ」は、前述のように、身体感覚として「痛み」に転化することもある。「驚き」を「痛み」のように知覚し、それを「こわい」と感じることもある。

また、「価値観を変えたくない、そんなことをしたら自分が壊れてしまう」という感覚が現状を「こわい」と感じさせ、身体的・行動的な変化にブレーキをかけることもある。場合によっては、「こわい」という感想さえなく「何も感じない」というふうに、知覚することを拒絶されることも多い。

「改善」とは、破壊でもある。「今までの自分」を「壊す」という意味でもある。だからレッスンの過程で教師がクライアントの抵抗に遭うことはめずらしいことではない。

自分自身を変えたい意思があってここに来ているのに、矛盾するようだが、「よくなりたい」「でもこわい」という気持ちは常に微妙に本人のなかで動き続けているのだ。抵抗が大きいクライアントほどそれまで、「迷わなくてすむように」、本人が「あたりまえ」「そうしなくてはならない」と呼ぶ規範やマニュアルに従うことで行動を制御してきた傾向が高い。そのマニュアルへの過剰適応のために、自分の身体構造や感覚を無視する結果になりからだを壊すことに至ったわけだが、それでも既存の、「これで正しいはずなのに」という思いはしばらくクライアントを混乱させるのである。

「こわいから、やめよう」「こわいから、逃げよう」というのも一つの選択肢ではある。しかし、解決に至る道ではない。「改善」が「破壊」であることは否めないが、それが「目的」ではないことも忘れてはならない。「破壊」はレッスンの目的ではなく、起こるべき過程に過ぎない。だから前記の「痛み」同様、「こわさ」を敵にまわす必要はない。

程度には個人差があるものの、自分の「常識」に変化が起こる際にある種のショックや「こわさ」を覚えないことのほうがむしろ不自然だろう。「こわさ」を怖がってレッスンの場を「戦場」にしてしまっても、得るものはあまりない。だから「こわさ」を怖がるあまりに、それを早急に駆逐する策に走る必要はないと思う。落ち着いて、何がみえないゆえに「こわい」のか、それをみつめることだ。

「習慣」というものが、身体だけの問題でもなく心理だけの問題でもなく、それらが不可分に合わさった「全人格的な運営状態」であるとするならば、それを変えることを軽軽しく考えるべきではないと、私は思っている。必要であれば、ひるむべきでもないが。そのクライアントがどのような生活をし、身体観を持っていたかによっても、どのようにレッスンを進めるべきかは変わってくる。

あるクライアントは非常なスピードで変化を遂げたりするが、それはあくまで「その人のペース」なのであって、それがよいとか悪いとかいう問題ではない。なかには一見、レッスン開始以来何の変化もないかのようにみえる人もいるが、症状が進行しないことが最大の発展である場合もあるし、ゆるやかではあるが、確実に何かを学んでくれている人もいる。大事なのは、相対比較的な刺激から解放されたところで、自分自身と対峙することである。その意味からも、個人レッスンというレッスンのスタイルは必要なものといえよう。

「バランスの感覚」と「平衡感覚」と「姿勢」

「こわい」という感覚が、レッスンの流れや、「変わろう」「改善しよう」という気持ち全体に影響を与えるのは前述の通りだが、今度はやや具体的な身体動作に与える影響について述べておこう。

「こわさ」は、ただ感じるだけのものではない。それを感じている者の「身動き」を奪う。本当に、ほんのちょっと姿勢を変えることすら難しくなることがある。それはまさに「自分のからだが自分のものではないような」、「じぶん」を失う体験でもある。後の「レッスン・ケース」のなかの「対人恐怖」（二四六頁）や、「よくある質問について」のなかの「〈あがる〉ことについては、何か改善できますか」（三二五頁）のなかでも書いているので参考にしていただきたいが、こうした「身動きの取れなさ」は、特殊な状況における心理的な反応としてだけではなく、恒常的に、身体動作に対する具体的な認識とスキルの不足からも引き起こされる。

習慣性の症状に悩む人たちは、その症状や痛みにさらされた時間が長いほどに、「それ以外のことや感覚」に対して反射的な不安を覚える傾向は高い。症状の悪化を心配してのことだが、それが過剰になるとかえって「ハプニング」（起こったこと）がすべて「アクシデント」（事故）としか思えないほどに、感覚が保守的になっていたりする。また、実際の動作や行動も変化に乏しく固定的なものになっていることが多い。

あくまで一つの傾向だが、こうしたクライアントのなかには生活の仕方にあまり変化がなく、しかし静かで穏やかな生活をしているのでもなく、特定の一つの強い刺激に慣らされ続けるような生活パターンを送っている人もいる。その姿は「元気」で「エネルギッシュ」にみえ、周囲には「激務」をこなす「頑張り屋さん」と見えることも多いが、その反面「それ以外のこと」にほとんど対応力がなく、ちょっとした変化で一気に全体の体調を崩すということも多い。自分や周囲が描いていた「自分像」と異なる事態に大きく動揺し、「自分はだめになった」と嘆く人も多いが、こうしたことは「能力」の問題ではなく、「体験」の問題なのだ。認識できないものに対しては、対応の仕様がないのはむしろ当然である。

その人の認識状況は生活状況や「からだの使い方」と相似形をなすことが多い。例えば空間的移動を伴う行動（歩く、座る、階段を下りる、回転するなど）の際に、「バランスをとる」ことを考えることは多いだろう。動作には、こうした移動の最中も姿勢を保ちうるような「安定性」と、移動が可能な程度の「リリース」（意図的に安定を解くこと）が絶妙のブレンドで同居していることが必要である。だからこの「ブレンド状況」を「バランスをとる」と称するのが正確なのであろうが、実際には「バランスを崩さないように」「こけないように」運営されているということが少なくないかもしれない。

「バランスを崩す」ことに対する「こわさ」（こけるのではないか、傷めるのではないか）が高じると「動かないように動く」という矛盾した動作の仕方を知らないうちに行っていることも多い。つまり、こうした日常的な難易度の低い動作に対して恒常的にかつ無自覚に「力がはいりすぎている」状態が続いているのだ。動きにくいからさらに力をこめることが多いのだが、そうするとさらにバランスを崩す要因が大きくなり、果てしないパワーゲームになっていることも少なくない。

レッスンに来た人のなかには、「立つ・座る」という日常動作のなかにも「こけないように動かねば」という「こわさ」を抱えている人は多い。本当にそのやり方でなければいけないのか、本当にそれ以外のやり方だとこけるのか、という具体的な検証がされたうえでの「おそれ」ではない。むしろ「確かめたことがない」ゆえの「おそれ」なのである。

だが、たかが「座る」という、「できてしまう」日常動作ゆえに、毎日していながらにしてそこで何をしているのかに気がつく機会は少なく、ゆえに「おそれ」も温存されてしまいやすい。そうした動作の仕方はぎこちなく、姿勢のかたちとしてもスムーズではないので、痛みや困難感を自覚したり、他者から「姿勢が悪い」などと指摘されて「何か問題があるな」と気がつくことが多いようだ。

あるクライアントは、椅子にすわる際に「落ちないように」腹筋と大腿部（太もも）にものすごい力を入れていて、よく膝や腰を痛めていた。痛みを自覚する経験をしていながらも、レッスンを受けるまでは「こんなものなのだろう」とも思っていたようだ。「いれすぎ」だった力加減を認識してもらい、腹筋と大腿の力を抜いても決して姿勢（バランス）を崩すことはないことを促すのだが、最初の頃は心理的にとても「こわい」らしく「落ちる、落ちる」と言いながらすわっていた。そう言いながらも依然としてこけないでいる自分を認知できるようになって初めて「なーんだ、このくらいで大丈夫だったのか」と思えるようになったようだ。

ちなみにこのような座り方の固定化は、空間的方向と身体的方向の誤認によって保存されていることが多い。第4章のなかの「空間的方向と身体的方向の混同」（一三一頁）を参照していただきたい。

力任せの「座り方」が恒常化していたことで、高齢になったときに突然「立てなくなった」という人も多い。本人には「歳をとって、弱ってしまったからだ」ととらえられていることが多いが、「からだの使い方」の面から見れば、それは「症状になって発覚した年齢」がたまたま「高齢」だっただけで、歳をとってから急に「からだの使い方」が変わったわけではなく、むしろ頑固なまでに変わらなかった結果なのである。

「G（重力）の感受」から体得される「バランス感覚」が人間の知覚に与える影響は大きい。視覚的、聴覚的、味覚的なバランス感覚に与える影響も大きく、大げさではなく、「自己保持」「あたりまえ」の安定感覚と深く結びついているように思う。

レッスンで会う人のなかには、横になっても力が抜けず、まるで自分のからだを持ち上げて置くかのような力の入れ方をしている人も少なくない。そのような人に、早くらくになってもらおうと「力を抜いてください」と指示することは、有効でないことがある。抜こうと思っても抜けない（抜き方がわからない）ことが多いし、力を抜くと、知覚まで失ってしまって自分の状況が感知できなくなる人が多いからだ。投げやりになるように、自分のからだを放り出すかのように「力を抜く」のなら、ある種の勇気はいるが、それほど難しいことではない。しかしレッスンのなかで学んでほしいのは、「力の抜き方」ではない。「使い方」なのである。

「平衡感覚」などとひとことで言うと、それは「視覚」や「聴覚」のように特定の一つの感覚器（目や耳）に付随する知覚のようにイメージしがちかもしれないが、これは複合的な感覚なのである。

さまざまな感覚入力に基づく「判断」といってもよいかもしれない。耳のなかにある前庭部と呼ばれる器官が重力と関連させた頭部の位置情報を脳に送り、さらに視覚情報でそれを補足して状況を把握し、足の裏やその他の皮膚の圧受容器で重心や体の傾き具合を察知し、全身の筋肉や関節に配備された微細な感覚受容器によって繊細な緊張や伸展の変化を感じて、バランスをとる。つまり、平衡感覚とは多分に体験によって養われる感覚であり、物理的な力の関係性が体験的に感知されなければ発揮できない感覚といえるだろう。

アレクサンダー・テクニックによるアプローチは、多くの場合、まさにこの身体的平衡感覚を通した「バランスの感覚」全体へのアプローチといえる。つまりよりよい「バランス」を取るために必要な、感覚や筋力の配分やブレンドを再考するのである。平衡感覚の現れとしての姿勢を問題にしたりもするが、それはいわゆる「姿勢矯正」とは異なるものであり、「ポーズをとれ」と言っているのでもない。

例えば「プライマリー・コントロール」と呼ばれる頸椎と頭部のバランスの取り方の指導は、ときに「頭と首」という部位だけではなく、他の身体部位にも大きな影響を与えることがあるが、それは「部位」や「位置」を問題としているのではなく「関係」を問題としているからである。

多くのクライアントは「立ち座り」の際に「バランスを保とう」として、その「バランス感覚」の根拠を知らず知らず過剰に「視覚」に頼ってしまっていることがある。「目線を平衡に保つ」ことで「姿勢を保っている」と勘違いしてしまうのである。ちょうどそれと逆の装置が遊園地にある。いわ

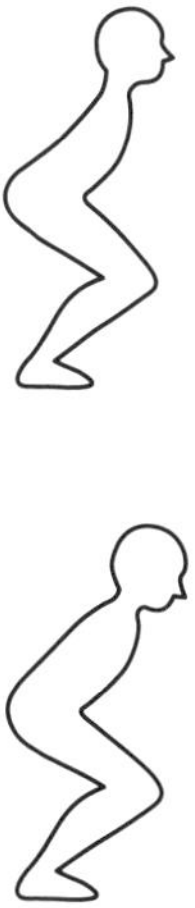

「視線を変えない」ことで「バランスを取っている」つもりになると知らず知らずこんな姿勢になっていることがある（首や大腿部にかなり力が入る）
構造的に無駄のない動き（上記の姿勢に比べ，力を必要としない）

図6　何によって「姿勢」をつくるか

ゆるバーチャル・アトラクションで、客は実際にはジェットコースターには乗らないのだが、「ジェットコースターから見える風景」の画像と「椅子の揺れ」を連動することによって客を「ジェットコースターに乗っているような感覚」にさせるものである。斜めになったり、逆さになったりする風景の画像を観ているうちにただいすに腰掛けているだけの自分のからだが、画像に合わせて回転したり落下したりする感覚になるだろう。そのように「からだ」は必ずしもリアルタイムで「体験している」ことを「感じる」わけではなく、「体験していると思っている」ことを「感じる」ことを優先することがあるのだ。

　ともあれ、「視覚」を優位にしたバランスの取り方により、「首が縮められる」（あるいは「顎が突き出される」「腰が反る」）ような姿勢をとってしまい、「姿勢が悪い」といわれたり、必要以上に疲れる動作の仕方を定着させてしまっていたりすることがある。

だから、動作に合わせて目に移るものが変化し、頭部に動きを感じるような「立ち方」「座り方」に変えたときに「めまい」「落下」のような感じを感じる人もいる。このような些細な動作の変化が大きく体感を変えることに驚く人もいるかもしれない。


重力のなかで空間にうまく自分の姿勢を保てるということは、身体の安定であり、自己の安定である。しかし安定が過剰になり、固定化したとき、その状況がたまらなく閉塞的に思えたりするのかもしれない。もしもあなたが「姿勢」という言葉に堅苦しい印象を持っているとしたら、それを疑ってみてもよいだろう。もしも「固定」することを動作の「安定」と思い込んで日常動作を行ってきたとしたら、ちょっとした「揺れ」や「ゆらぎ」も自分を脅かすものに感じるかもしれない。例えば、揺れる電車のなかで必死に揺れに逆らって力を入れ、自分の姿勢を保とうとしている人を見かけた経験はないだろうか。

一方で、「バランスを崩すこと」は日常を脅かすものだけのものではない。例えばジェットコースターなど、アトラクション化された遊具のなかには「Gの変化」に対する知覚の変化をうまく取り入れているものが多い。高い場所から一気にコースターが滑り降りるときの落下感覚、それは「こわさ」でもあるが、それに勝る「解放感」があるからこそアトラクションになりうる。今日ではアトラクション化されているが、バンジージャンプももともとは成人する男性の通過儀礼で、垂直落下というもっとも「Gの変化」が大きい体験を経ることによって「ひとかわむく」儀式だ。生きたままに儀礼的・内的な「死」と「生」――「これまで」の終わりと「これから」の始まり――を体験することともいえよう。アトラクションになった今は「非日常」と「日常」と言ったほうがふさわしいかもしれないが、日常をリセットするちからはアトラクションなどの専売特許ではない。ときには日常を「日常化」させているものは何なのかについて考えてみるのも、生きていくために「ふつうに」必要なことのように思う。

4

「しなくてはいけないこと」ではなく「しなくてもよいこと」を知る

「しようとする」のではなく「しなくてよい」ことを「しない」

私はしばしばレッスンのなかで「翻訳」という言葉を使う。ある意思をどのような具体的な行動として表すか、その「意思」と「行動」、あるいは「こころ」と「からだ」を結ぶ関係を「翻訳」と呼んだりする。アレクサンダー氏自身の体験を紹介したところでも、彼の「さあやるぞ」「朗唱するぞ」という「やる気」が、具体的な行動としては「喉を圧迫し頭を押し下げるような行為」になってい た、と書いたが、彼は決して「喉を圧迫しよう」としてその「行動」を行ったわけではない。ただ「うまくやろう」と「した」だけである。その意思そのものになんら誤りはない。しかし結局のところ、彼が「意思」を「行動」に移し替えられたのは、その「テンションの高さ」だけであったのかもしれない。

「うまくなるためだったら何だってやります」「よくなるのだったら何だってしてします」という、熱意にあふれたクライアントに、私はたくさんお会いしてきた。その熱意になんら間違いはないが、しかし残念ながら多くの場合、アレクサンダー氏と同じように「テンションのお引越し」以上の成果がえられていなかった人が多い。

私はこれを「直訳」などと呼ぶこともある。「直訳」でも通じないことはないが、例えば一つの言葉を辞書で引くとたいてい複数の「言い換え」が載っているように、同じような意味のことでも情況に適した「言葉づかい」というものがあって、そうしたボキャブラリーや、自分なりの表現として「言葉」を持っているほうが表現が的確で豊かになる。それと同じように、「からだの使い方」もただ動作を「する」ことに腐心するのではなく「こういうときにも、実はこんな動きをしているのか」とか「実はこの関節を使うのか」というような「ひとつのからだが持つ可能性」が理解されることで、ずっとシンプルで豊かになるといえよう。

「やろう」と思って「できている」くらいならレッスンに来る必要はない。だからレッスンでは「それ以外」の方法を提案している。「しなくてはいけないこと」よりも、今現在、主に無自覚に行っていることのなかで「しなくてもよいこと」を知ってもらうことから始めるのだ。人間は力を抜くことよりも入れることのほうが簡単にできてしまうので、方法に対して冷静ではなく「やる気」だけがあふれている場合、力任せ一辺倒になりやすい。そしてその力への依存が動作から滑らかさと余裕を奪い、その事態に戦うべくさらに力を入れるという悪循環を招きやすい。まずはこの連鎖から「からだ」を解放してみることから、レッスンは始まる。

「注意の固定／分散」と「からだの使い方」

人間がものを知覚するために使えるエネルギー量は常に一定である、という説がある。俗に「感受性が豊か」「鋭い」とか、同じく感受性という意味で「視野が広い」あるいは「狭い」などという言い方があるが、それは個々人の感受性というもの全体の「量的な多さ・少なさ」をいうのではなく、「何に対してどの程度費やされるか」という注意（attention）の「分布」の違いによるものではないか、という話である。つまり、「視野が狭い」「感受性が鈍い」といわれる人のなかには、それが全体量の問題ではなく、どこかに過剰に集中し、それ以外のものにまわすエネルギーが「ない」ために「みえていない」という現象を引き起こすのではないか、ということである。

「からだの使い方」において、このような「過集中」によって引き起こされる問題はかなり重大なのである。後の「レッスン・ケース」の紹介のなかで具体例をいくつか出しているが、このような「過度の集中」によって「からだ」から自由が奪われていて、それを「生まれつき」「しかたのないこと」とあきらめてしまっていた人は驚くほど多い。

個人差はあることだが、誰しも何かに気持ちを奪われていると目の前にあるものでも見えていなかったり、気がつかなかったりして、そのことに気がついてから「いったい自分は何をやっていたんだ」と驚いた経験があるだろう。「からだの使い方」にも同様に、ある限定的な部位にそれとは知らずに過剰な力や注意を向けることが恒常化しているために、かえって全体的な感覚が「鈍感」になったり、動作がスムーズでなくなっていることは多いのである。「鈍感」と正反対のことのようだが、「私は敏感すぎる」という人も、量的な意味や、すべての感覚において「敏感」というのではなく、知らないうちに特定の感覚にだけ（主に「痛み」であることが多い）知覚を集中させており、そのように感じていることも多い。つまり「鈍い」も「敏感」も、どの観点に立って判断しているかによる違いであり、絶対的な状態の違いとはいえないことが多いのだ。

「過集中」の有無は必ずしも見かけの印象と一致しない。つまりいつもキリキリと神経を尖らせているようないかにも「神経質な人」「動作に緊張感が高い人」だけが「過集中」の状況にあるとは限らない。あるクライアントは周囲からは「おっとり、ゆっくりした人」「よくボーっとしている」といわれることが多かったが、実はそれは一つのことに集中しすぎるために「行動」と「思考」が両立しないための現象だった。

また、別のクライアントは「ボトルからコップに水を入れることができず、こぼしてしまいます。手の筋肉がおかしくなったのでしょうか」と言ってきた。一度「どじだなあ」などと人に笑われたこともあって、必死にそれを隠そうとしていたために彼女の内面の緊張は周囲に悟られることはなかったが、結果からいうと、彼女の注意力は知らないうちに「ボトルか」「コップか」のどちらか（あるいはそれを持っている「右手か」「左手か」）にしか向けられない状態になっていたのだった。右手と左手に「同時に」配るべき注意力が過剰に一本化し、それに気がつかないまま「ちゃんとやろう」とするがゆえにさらにバランスを崩してしまうのである。

このように彼らの内情は、いつもとても「忙しい」ことが多い。何か考えているときには動けず、動いているときには考えたり感じたりできず、考えすぎて何を考えていたのかわからなくなることもしばしばであった。そのような状況を周囲に理解してもらえない苛立ちと、自分でも理解できていないことから、ますます緊張して、そのパターンを固定化させる状態にあったりするのだ。

また、別のあるクライアント（俳優）が「セリフを言いながらしゃがむ演技があるのだが、これがうまくいかない」という悩みを持ってきたことがあった。「セリフを言う」と「しゃがむ」あるいは「役の気持ちを作る」を別々に行うことは難しくないのだが、それを「同時に」一つの行動、一つの表現として行おうとするとそれぞれの関連性が崩れ、不自然な動作になってしまうのだった。言葉（認識）としては「三種類のこと」を「同時に」行うかのようだが、それぞれの行為を行う際にいちいち身体が「まったく別のもの」にモデルチェンジするわけではない。同じ一つの「からだ」で行っていることだ。差異にばかり目を向けるのではなく、共通する「使い方」を考えてみること……それは身体的行為であると同時に、認識の解体と再構成でもあるのである。

アレクサンダーのレッスンでは、知らず知らずのうちに過剰に集中した意識（注意）の状態を知り、自分に「ちょうどよい具合」を学ぶ。レッスンを受けた人がよく「私って何やってたんだろう」と夢から覚めたような様子で言われることがあるが、それは「注意」力を増量したから「見えていなかったものが見える」ようになったというような問題ではなく、配分の問題なのである（図7を参照）。

私のところには、幼年者や高齢者、身体障害者など、いわゆる「体力がある」とはいえない人も訪

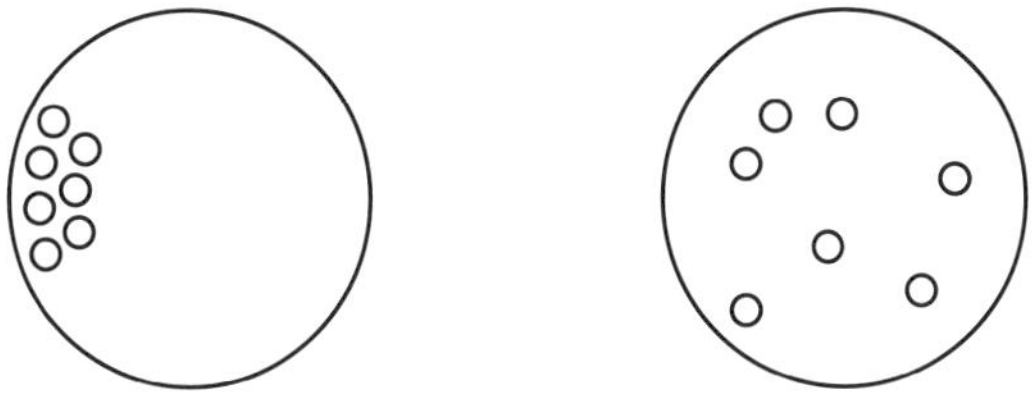

同じ構成でも配置によって「みえ方」が変わる。右の図のほうがより全体が視界に入ってこないだろうか。

図7　配置による「見え方」の違い

れるが、特に筋力トレーニングや体力の増強を目的とした運動なしに、状況の改善がなされている。足りないと判断したものを付ける、溜まったものを除去する、という「量的」な対処も無効とはいえないが、なぜ足りないと感じる事態になるのか、なぜ溜まるのか、そのサイクルに目を向けることも大切なのではないだろうか。

多くの使いにくい「からだの使い方」は、「注意の固定」すなわち「過集中」によってもたらされることが多い。つまり力や注意の配分の「偏り」である。その部分にそこまで力を入れなくてもよいのにそこ一か所に力を集めてしまったり、最低でも複数の部位の連携プレイでなされる動作を一つの部位で行うものだと思い込んで行動していたり、一つの言葉や指示にこだわりしすぎて「そのココロ（意味するところ、真意）」が視野からそれてしまったり、といったことである。「そういうものだと思っていた」「あたりまえだと思っていた」というような、「事態の無疑問化」も一種の「過集中」である。

武道で言われる「関節技」は力によって行われるのではなく、

ポイントとなる一か所ないし数か所を押さえることで身体部位の起こるべき連動を絶つことによって相手の自由を奪うわけだが、「からだの使い方」という観点でクライアントの「からだ」をみたときに、自分で自分に「関節技」をかけている人は結構いる。そしてそれに気がついていないために、その状態を解消することが難しく、機能的な損傷は少ないにもかかわらず非常に不自由になることがある。

では、アレクサンダー・テクニックでいうところの「inhibition《インヒビション》」（抑制）の対象となる習慣化した「過集中」はどのようにして起こりやすくなるのか、以下の観点で見てみよう。

「何」をみて「何だ」と判断するか——「インパクト」ではなく「状況」をみる

自分自身の今の状況（現状）よりも、それ以外の状況やまだ起こっていないその先の状況に注意を奪われやすい傾向は、誰しもの中にある。アレクサンダー用語ではそれを「end-gaining」（エンド・ゲイニング）などと呼んでいる。これも一種の「過集中」である。よい結果を望む然るべきプロセスを経て意思や意欲は大切だが、「結果」や「目的」の達成は、それを「したい！」と強くこだわったくらいで達成できるものではなく、「起こるべくして起こる」要素のほうが大きい。

この問題でややこしいのは、目的意識そのものに誤りがあるわけではないので、過程においては本人がその「やりすぎ」に気がつきにくいところである。アレクサンダー・テクニックでいう「間違い」や「誤用」は、結果に対する評価ではなく、プロセスの踏み方に対するものである。その「間違い方」も「大間違い」というよりも「当たらずとも遠からず」とか「踏むべき手順が違う」というようなことが多い。だからその行為の最中にあっては「その程度の間違い」に過ぎないともいえるのだが、結果的に招かれる事態はもはや「その程度」とはいえない深刻さに発展していることが多い。

「へま」や「失敗」は目立つ。しかし「目立つ」結果にだけにとらわれていては何が起こっているのかは見えてこない。逆にいえば「自分は我知らず、どのようなフライングをおこしやすいか」を知っておくと、それ自体がフライングから「へま」をしたそのときに気がつく材料になるし、自分自身の「感覚」を信頼しうる根拠になりうる。代表的な（?）フライングのパターンは、以下にあげてみよう。

●結果と原因の混同

例えば、図8のように一本のたけひご（あるいはたけひごのような、しなるもの）を持って曲げてみて「どこが曲がっているか」と問うと、多くの人が中央の湾曲部を指す。それはもちろん正解である。しかし「曲がっているところ」が「曲がりを作っているところ」のように勘違いしてしまうと、この状況を解消したいと思ったときのアクションが違ってきてしまう。

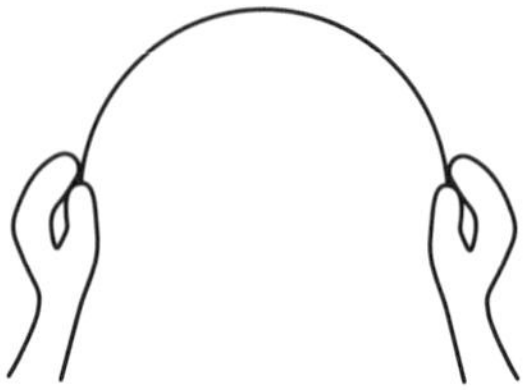

図8　たけひごの例

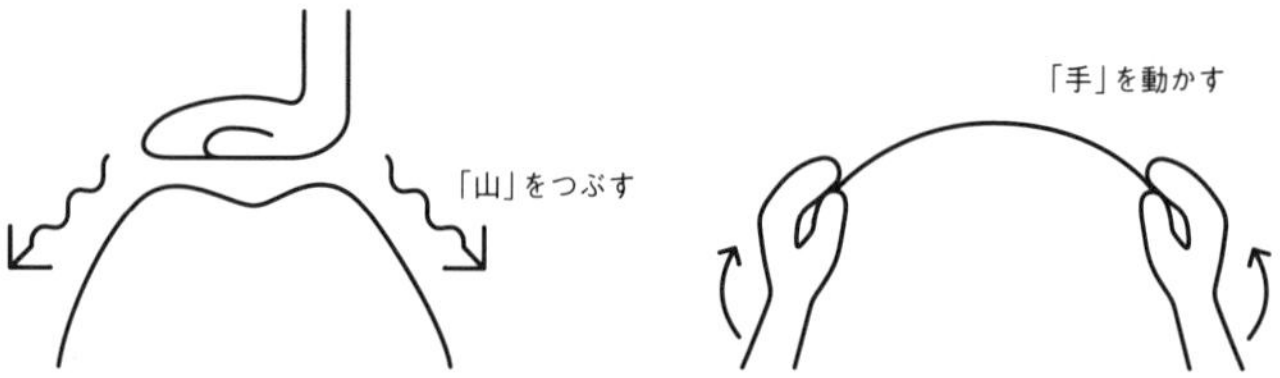

①湾曲部を「原因」と判断した場合

②「原因」と「結果」の関係を理解して行動を選択した場合

図9　曲がりの解消方法の選択

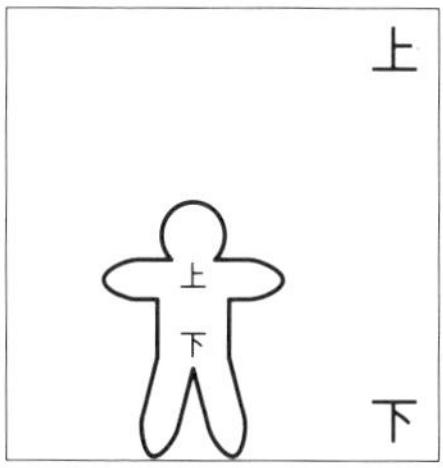

空間的な上下と身体的な上下は一致している

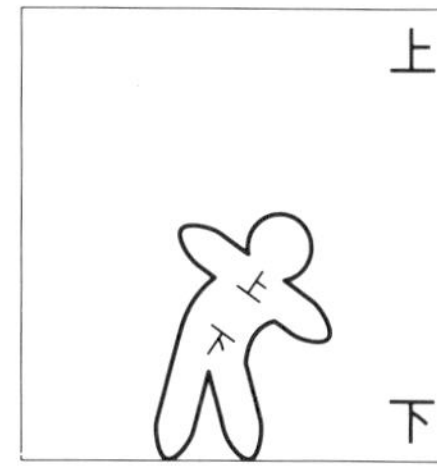

身体にとっての「上」は空間的な意味の「上」と同一ではない

図10　空間の中の身体

図9の①のような方法で曲げ伸ばしを繰り返した場合、負担や疲労は特定の部位に集中しやすくなる。この例に見られるような誤解が背中や膝などのトラブルには非常に多く、かつ誤解に基づいて解消方法を選択しているので、うまく改善できないことが多い。

また、この例のような外観的な判断にとどまらず、「動作をしたときに身体が物（床や楽器や道具など）と接触を持ったところ、あるいは感覚が生じたところに感覚が集中し、そこが動作を起こしたところだと勘違いしてしまう」といった内観（感覚）的な誤解もこれに含まれる。

●空間的方向と身体的方向の混同

「空間的方向」というのは、天井のほうが「上」、床のほうが「下」、というような方向意識の意味である。それに対して「身体的方向」というのは、頭部のほうを「上」、足のある方向を「下」とする、自分の身体部位の「つながり」あるいは「連なり」による方向性である。例えば、人が直立している場合は空間的な方向性と身体的な方向性はほぼ一致している。「頭のほう」は「天井のほう」と同じ「上」であり、「足のほう」が「床のほう」である「下」なので、双方の「上」「下」に違いはない。しかし、身体は空間の中でさまざまな姿勢をとり、行動したり、移動したりする。その際には、空間的な「上」と身体的な「上」が必ずしも一致するとは限らなくなる（図10参照）。

身体は構造的にそれがつながっている方向に働かせることが最も効率がよい。それは前記の「たけひご」の例で示したとおりだ。しかし、身体行動を指示したり形容したりする言葉のなかの方向指示は、圧倒的に空間的方向に則ったものが多い。そうした方向性の相違に無自覚であることが、身体状況と身体認識を最適ではないかたちで定着させる一因になっていたりする。

●状況と行動の混同

例えば、「リラックスして」と言われると「リラックスしなくては」と思いすぎて、実際に行う行為は「リラックス」という状況とはほど遠いものになる場合がある。つまり「リラックス」とは結果的な「状況」であって「行動」ではないのだが、その区別の認識がない（考えたことがない）人は多い。

アレクサンダー・レッスンで対応するような習慣による症状のなかには、「何々して」（例えば、前記の例でも示した「腕を上げて」「腰を落として」など）という言葉使いで表現されているものの、それは「結果」であって、正確には「何々になるようにして」と表現すべき行動が多々ある。レッスンで行うことは「結果的状況」とそれにたどり着くための「具体的行動」を分けて考えたうえで、結びなおすことである。ちなみに、欧米でのアレクサンダー・レッスンでは、こうした直接に「する」のではなくその状況に「導く」「できるようにしてあげる」ということをクライアントに伝えるために「do」ではなく「allow」「let」といった言葉を用いる。日本語のなかにはこれに直接に該当するような一語はなかなかなく、英語のそれよりやや長いセンテンスで説明することになる。

動作と態度の混同

この問題は、一人の個人のなかの問題というよりも、他者との関係のなかで問題が顕在化することが多い。

「身体行動」などという言葉を使うと、スポーツや体操など、いかにも「肉体を使う」行為を思い浮かべるかと思うが、実はあらゆる人間の行動は身体行動でもある。例えば友人の顔を確認しなくても、後姿を見かけただけで個人を特定できたり、どうということもないようなしぐさに「その人らしさ」を感じるという経験は、誰しもあるのではないだろうか。このように、本人が表現するつもりはなくても、あるいは見る側が「からだ」を「みている」という認識がなくとも、人は「からだ」を通してしか自己を認識しえない存在ともいえる。

ある人の性格を「あの人って、こういう人だ」と判断するに至るのは、その人の何らかの行為を「みて」のことなのだが、具体的に「何をみて、そう思ったか」については全く記憶していないことが多い。記憶がなかったり、「みた」ことと「思った」ことの間に誤差があっても、それがいきなり深刻なトラブルになることは少ない。しかし多くの「からだの使い方」の問題同様、あまりにも無自覚であったり、それが固定化かつ長期化していると、トラブルとして顕在化することがある。

例えば、あるクライアントは自分の周囲の人の「行動」を「自分への態度」と思う傾向が強く、それに基づいてそれに対する自分の言動を選択していたので、対人関係が心地よくないものになっていた。他愛のないことのようだが、自分がそちらのほうを向いたときに、たまたまその視線の先の人物が横を向いたりすると「避けられた」と心のどこかで気にしていたりするのだ。そして「無視された」気持ちを抱えたまま相手に対するので、関係が思わぬ方向にこじれたりする。相手に「対し急ぐ」のではなく、自分は何をしているのかを整理することで、自分のしたい行動が見えてくる場合が多い。

「からだ」が「牢獄」になるとき

「ひとたびであれば、それはただのできごと。二度なれば、それは単なる偶然かもしれない。でも三度、あるいはそれ以上となれば、それはパターンをなす」。

これはダイアン・アッカーマン（文学研究者・詩人）の言葉である。そして「パターン」はそれ自体を「作ろう」と思ってなされるものではない。「パターン」と呼べる「結果」に繰り返したどり着

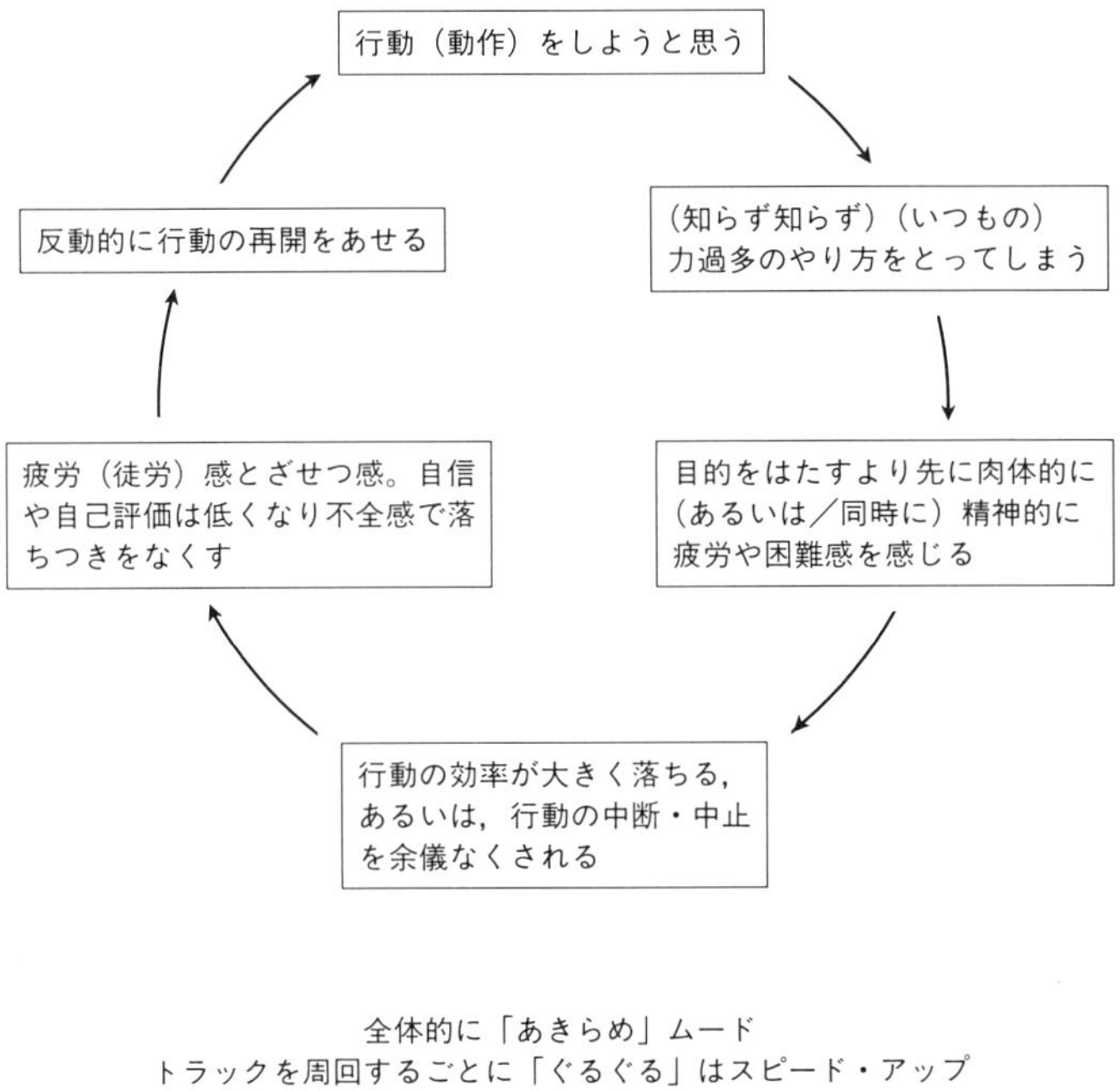
行動（動作）をしようと思う
（知らず知らず）（いつもの）
力過多のやり方をとってしまう
目的をはたすより先に肉体的に
（あるいは／同時に）精神的に
疲労や困難感を感じる
行動の効率が大きく落ちる，
あるいは，行動の中断・中止
を余儀なくされる
疲労（徒労）感とざせつ感。自信
や自己評価は低くなり不全感で落
ちつきをなくす
反動的に行動の再開をあせる
全体的に「あきらめ」ムード
トラックを周回するごとに「ぐるぐる」はスピード・アップ

図11　ぐるぐるトラック

くような条件があって生じる現象である。

「からだの使い方」においても同じことが言える。私の知る限り、同じところを傷めてしまうような「からだの使い方」を「しよう」と思って「して」いる人間には会ったことがない。そういうこともあって、私は「間違ったからだの使い方」(誤用、misuse)というアレクサンダー用語の表現があまり好きではない。自分でも、望ましくない、「違う」という感覚がありつつも、その「使い方」がパターンになっているのには、それなりの理由や状況があることが多い。だからこそ、「悪い」という言葉にむやみに怯える必要はないが、同時に「善い」という言葉にも溺れるべきではないと思っている。「善いこと」を行動し、あせることが「暴力」になることだって少なくはないのだ。大切なのは、直し急ぐことによるパターンの「排除」ではなく、何をどのように判断してその結果(パターン)にたどりついているのかを「理解する」ことである。その理解がなければ、パターンは解消されず、また繰り返される。

「何か違う」と思いながらも、そのような「からだの使い方」がパターン化するにはそれなりの理由がある。レッスンで行うことは、その理由を理解し、「それ以外の方法」を考えてみることだ。

トラブルとなるような固定的サイクルを簡単に図式化すると、図11のようになるだろうか。「からだ」の問題で苦しんでいる人は、このような状況になっていることが多いように思う。

「力過多」のやり方は、人目には(あるいはそれに基づく自己評価としても)「かたい」「ぎこちない」という評価の一方で「熱心」「せっかち」「気が短い」「頑張り屋」と評価されることも多く、必ずしも「悪い」評価ばかりではない。それがまたこのパターンを維持しやすくしている側面があるようだ。特に主体的に自分の「からだ」を考えたことのない場合は、自分の感覚よりも他者の評価のほうが優先されることもしばしばあるようだ。

「行動の目的を果たす前に疲労する」ことも「がんばりすぎだよ」とか「熱血」「完璧主義」あるいは「職業病」「体質」などと称され、「悪くはない」評価を得る一面もある。

「挫折感と疲労感」の後の「リベンジ」も、改善策を考えるよりも「とにかく早くしなければ」と、行動することをあせることから、結局同じトラックに自分を押し返してしまっているようだ。「期待」や「評価」に敏感で、これまでの評価を維持しようとしたり、期待に応えようとするがゆえの行動であることも多く、その姿は周囲から「根性がある」「負けん気が強い」などと称されることもある。

また、トラックを脱していなくても「行動の中断」の時間の長さに応じては、「自分は回復した」と感じたり、周囲からそのように見られたりすることもある。しかしそれは本当に「休めた」というよりも「休んでなんかいられない」という感覚から復帰に踏み切られた「偽りの回復」であることのほうがむしろ多い。「使いすぎ」「使い傷め」と称されるような損傷や疲労の場合、「空白が怖い」「止まるのが怖い」あるいは「休んでいると周囲の非難を浴びるのではないか」という心理に後押しされて、状況を「たいしたことない」と自分を思い込ませることで、根本的な改善よりも表面的な回復を優先することも少なくない。それがそのまま、このトラックを回し続け、パターンから抜け出せなくなっている原動力でもある。

このように図式化して書いているトラックは、あくまで「どんづまり」の一つの典型の図式化であり、数学でいうなら「最大公約数」のようなものだから、そのままの言葉でそれぞれの人の事情にぴったり来るわけではないと思う。だが、それぞれの具体的な状況（「ピアノを弾こう」「歩こう」「仕事をしなくちゃ」でも「けがを治そう」でも何でもよい）に当てはめて考えると、思い当たることがある人も多いのではないだろうか。

「度合い」を学ぶこと、それを「思い出せる」こと
――「使い方」を学ぶ意味

「パターン」や「サイクル」になっているものを改善しようとするときに、状況の改善を阻む最大のポイントは「反動的なものの考え方（行動の仕方）」である。「正反対」の発想を改善策とするのは禁物だ。「背中が丸い」から「伸ばす」、「右」だから「左」、「緊張」しているから「リラックス」などと、反対のことをしようとするのは有効ではない。表面的な「隠ぺい工作」にはなるが、根本的な状況の解決にならないばかりか、さらに身体を傷め自己信頼を失ってしまう結果を招くことが多いのだ。

また、思うようにいかないのを「量的な問題」としか解釈しないことも危険だ。「そのやり方のまで」練習量や、力の入れ方や、それに費やす時間を「増量」することで目的を果たそうというの

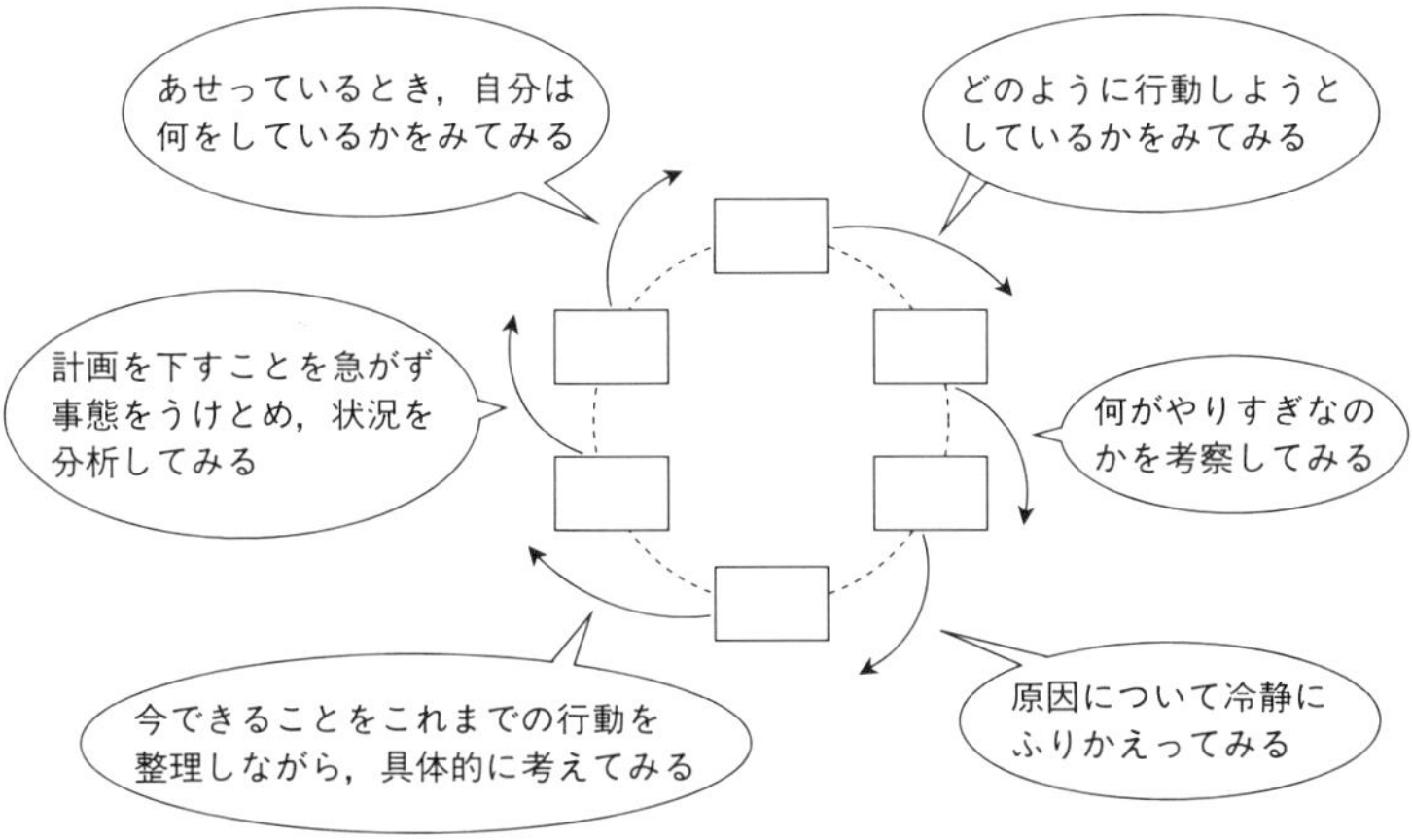
あせっているとき，自分は
何をしているかをみてみる
どのように行動しようと
しているかをみてみる
計画を下すことを急がず
事態をうけとめ，状況を
分析してみる
何がやりすぎなの
かを考察してみる
今できることをこれまでの行動を
整理しながら，具体的に考えてみる
原因について冷静に
ふりかえってみる

各「→」に自覚が生まれはじめる（図は一例）

図12　円環がほどける

は、痛みに強くなることで問題意識を感じなくさせる（感覚を鈍化させる）訓練にはなるかもしれないが、解決方法とはいえない。

固定化した状況を改善すべく、アレクサンダー・テクニックの視点から提案することは、「→」のいずれかのポイントで、反射的に次の行動に移ることに「待った」をかけることである（図12）。そのことによってまず、円環トラックをぐるぐる回ることは防げる。

変えるべきなのは、プロットの部分ではなく、「→」の部分であることに注意してもらいたい。プロットの一つ一つを見れば、それ自体がそれほど間違ったものではなく、むしろ「→」に導かれた「結果的」なものであることがわかるだろう。人の認識に映りやすいのは文字で書かれた結果的状況のほうなので、そちらに注意を奪われがちになるのだが、むしろ事態の鍵を握っているのは「→」の部分である。「すること」を変えるのではなく「やりかた」を変えるのだ。

どのような状況に、どのような「待ったをかける」ことが有効かは、個人による。このように「本」（言語）というメディアでものごとを伝えながら、このようなことを書くのは奇妙かもしれないが、「待ったをかける」という言葉を「言葉」だけで考えるのは有効ではない。なぜなら「待ったをかけること」が重要なのではなく、「何に対してそれをする必要があったのか」ということのほうが重要だからだ。だから「待ったをかける」ことは言語的に忠実に解釈されるところの「ストップ」という「行為」だと思い込むと、ちょっと誤解をすることになると思う。実際のところ、「inhibition」

は「抑制」とか「待ったをかける」という「その行為に与えられた名前」から連想するイメージよりも、ずっとアクティヴだと思う。自分にとって具体的に「どのようなこと」が「それ」なのかは、レッスンを受けていただいたほうがわかりやすいだろう。

個々のレッスン例については、「レッスン・ケース」の章で少し紹介しているので参照していただくとして、どういう「待った」をかけるかは、何を行うかは大別するなら以下の通りだ。これらをミックスして行う、というべきだろうか。

・度合いを変えてみる
・タイミング（順番または間合い）を変えてみる
・必要な情報を得る

特別難しい動きではなくても、力を入れすぎていたりすると、非常に動きにくくなる。それは機能的損傷（故障）ではないが、本人にはそのように認知されていることが多い。レッスンのなかでそうした「力の入れ具合」に対して自覚を促し、その「度合い」を変えてみることで改善を働きかける。例えば、背中のファスナーの上げ下げなどをしようとしてうまく手が届かなかったり、肩のあたりに痛みを覚えたことはないだろうか。これをして「柔軟性をチェックする」バロメーターとしたり、できるかできないかで「老化」を判定したりする向きもあるが、一概にそう考えるのは早計という場合もある。「使う」順番によって難易度や抵抗感が変化するからだ。同じところに手を届かせようとするのに、「結果と原因の混同」にあたる行動「肩を狭めてから肘を曲げる（目標地点に向かってからだを縮めるような〈使い方〉）」をするのと、「腕を振り上げてから肘を曲げる」のとではかなり負担が違うのがわかるだろう。このように、損傷ではなくても「タイミング」が違うだけで損傷と同等の困難感と痛みを引き起こすことは可能なのである。

そしてまた「どこ」を「そこ」だと思っていたかによっても、動作の質は変わってくる。例えば前記の「ファスナー上げ」の例でいうと、「どこ」を「肩関節」だと思っているかによってこの動作の効率や負担感が変わってくる。よくある「思い違い」は、ちょうどショルダーバックのストラップがかかるあたりを「肩関節（つまり〈肩〉の果て、その先は〈腕〉）」と思っていることである。実は、そこはまだ鎖骨の途中のくぼみで、関節ではない。しかし肩や腕の周りは非常に緩やかな構造になっているために柔軟性が高く、関節をまともに使わなくても動けてしまうので、疑問をもつ機会がないまま本格的な損傷に至るまで気がつかない人も多い。知らなかったことを「知らなかった」クライアントに「実は〈ここ〉が〈そこ〉なんです」と知ってもらうことも、「からだ」にとって力強い応援になる。

私のところでは通常のレッスンのほかに『使える解剖学講座』という、主にレクチャーだけの講座も行っているが、「話を聞いただけなのに腰痛や肩こりがなくなった」という人も少なからずいる。個人差があることだが、「（身体）情報」と「からだ」の関係性によっては物理的に身体に働きかけるよりも有効なことさえある。

こうしたレッスンは本人の身体的な困りごとを解決の方向に導くが、「度合い」「タイミング」「情報」を知ることで同時に「ものを見る目」も変わってきたりする。

「からだの使い方」を習得するうえでは、「おぼえていること」よりも「おもいだせること」のほうがはるかに重要である。「覚えておいて、やらなくちゃ」と思いすぎることは、それ自体が行動に対する緊張感を生み出す。

「とっさに出てこない」という言い方があるが、習慣化した「からだの使い方」の改善は、「ついやってしまう」ことと「とっさに出てこない」こととの攻防である。しかしそれらを激しく「敵視」する必要はない。たいていの場合、「とっさに出てこない」のは、それ以前に別のことに「注意」を向けすぎているせいであることが多い。動作を強制（矯正）するのではなく、「注意」のバランスを知ることから、自分らしい動作や行動の仕方へと自分を導くことも可能なのではないかと思う。

「固定」と「安定」、この似て非なるもの
――「異和感」を味方につける

アレクサンダー・レッスンが大いに治療と違うところは、その「患部」にだけ注目し作用を及ぼそ

うとするのではなく、その状態がいかに引き起こされるかに重点を置くところだろう。そのようなことから、さまざまな治療に通っても改善が見られなかったクライアントが、アレクサンダー・レッスンで「劇的」と言われるような改善を経験する結果になることも少なからずある。だがそのセンセーションと同等の、「劇的な手法」を使ったことによるものかというと、それは違う。レッスンで促す変化の度合いは、ごくデリケートなものだ。大きな痛みが大きな困りごとが、大きな（一つの）原因によって引き起こされているとは限らないように……。

例えば、治療者からは「首の骨がずれている」「骨盤がずれている」などと診断される首や腰の痛みに長年苦しんできたクライアントが、その原因が自分の身体イメージにあることが判明し、一度のレッスンで劇的な痛みの軽減を体験することは、ここではそれほどめずらしいことではない。つらい状況が長かったほどに「この心地よい状態を続かせたい」「はやく定着させたい」と思うのは、心情としてはもっともだが、それを実際にどのような行動として現すかによってその希望がかなうかどうかが変わってくる。そのような体験に興奮してしまい、あせって何かを「しよう」と思いすぎることは、残念ながら逆効果だ。冷静に思い出してほしい。こうした習慣性の困った症状は、一度の大きな「間違った使い方」によって引き起こされたというよりも、一回一回の度合いは小さいが「確実にちょっと違う使い方」によって確実に繰り返される症状として定着していることを。この「ちょっと違う」ことが、実は非常に大きな体験なのだ。

重ねて言うが、そうしようと思って誤った身体イメージを作る人はいないし、不適切な「からだの

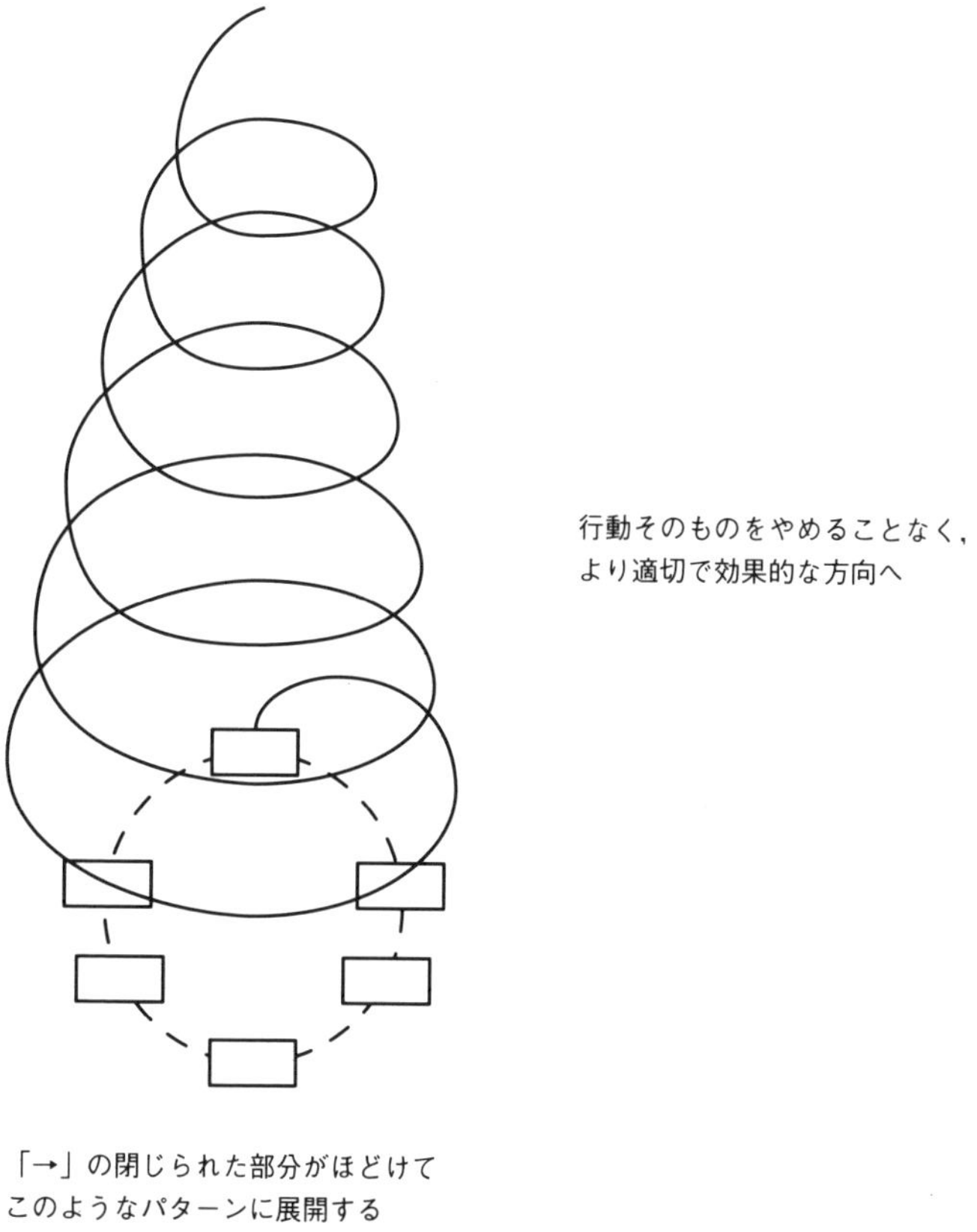
行動そのものをやめることなく，
より適切で効果的な方向へ
「→」の閉じられた部分がほどけて
このようなパターンに展開する

図13　安定の軌道

使い方」を行う人もいない。少なくとも、私はまだ会ったことがない。そのようなイメージ（理解のされ方）や「使い方」が定着するにはそれなりの理由がある。だからこそレッスンを通して学ぶべきなのは「何をするか」というような、小手先の、動作の手順めいたものではなく、「小さいが明らかな違い」を的確につかまえられる感受性を養うことだ（どのようにこの学習を進めていくかについては、巻末の「よくある質問について」のなかの「レッスンのなかではよい動きができるのですが、自分でやろうとすると以前のくせに戻ってしまう気がします」（三〇二頁）を参照してほしい）。

さて、レッスンによってどのような展開が可能なのかを図にしてみた（図13）。

「からだの使い方」は、それがよいものであれ、悪いものであれ、ある種の規則性をもち、パターンを有する。だから「からだの使い方」を考えることは「パターンを壊す」ことではない。パターンの存在そのものが「よい」とか「悪い」とかいう問題ではないのだ。むしろ、その個人が特定の職業を持ち、特定の環境に住み続け、特定の人たちに囲まれて生活している以上、その「生活」を生きるための最適のパターンが形成されることは自然であろう。ただ、「安定」と「固定」とは似て非なるものなのだということを理解していただきたいと思う。人間は生存しているあいだに何度も生まれ変わる。つまり物質的な代謝があるわけだが、代謝を繰り返してなお「自己」が存続できるのは、それが物質的なものによってのみ存続する存在ではなく、「わたし」という名の「パターン」によって維持されている存在だからであろう。「改善」の目的は自己破壊ではない。むしろ自己存続のためにあ

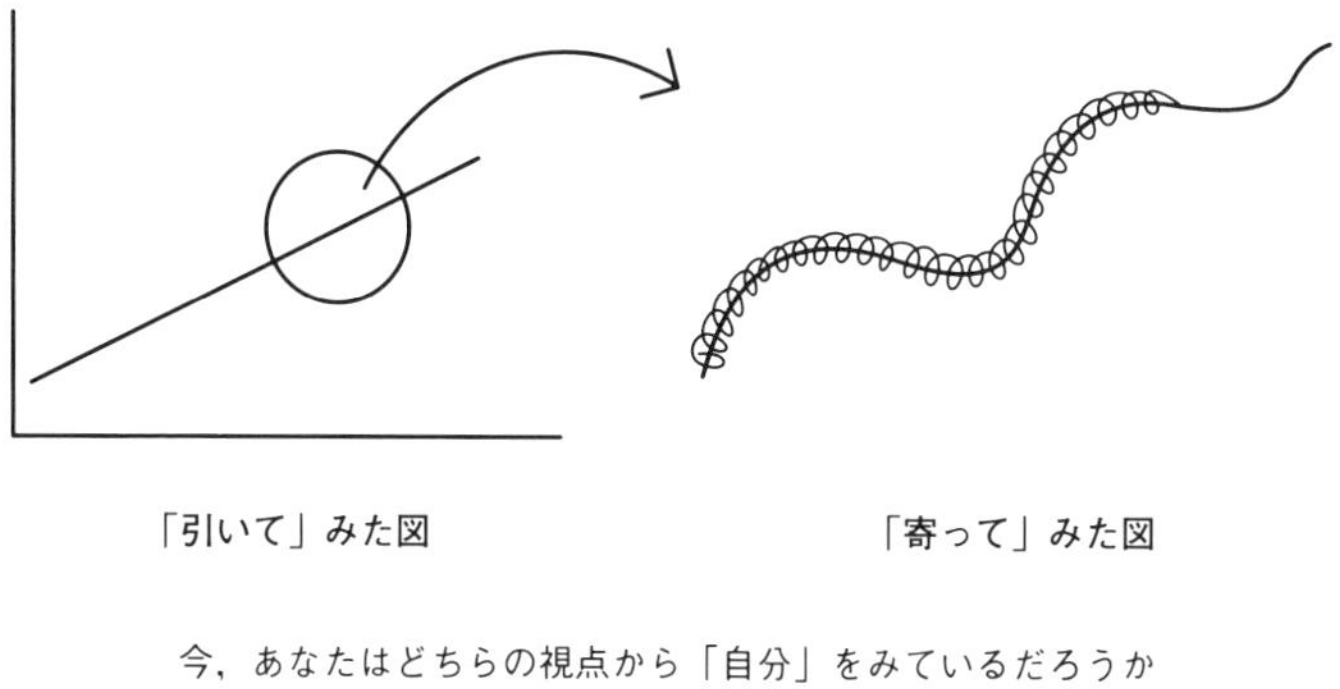

「引いて」みた図
「寄って」みた図
今，あなたはどちらの視点から「自分」をみているだろうか

図14　パターン改善の軌道

るのである。

「よくなる」（改善、解決、向上など）のイメージを、グラフでいうなら「右肩上がり」というイメージでとらえすぎるのは、実情にというよりも、イメージによってがっかりすることになるだろう。カメラ・ワークに例えるなら「引いて」みて全体像をとらえてみるなら、それは確かに「右肩上がり」の軌道といえるだろう。しかし「寄って」みて、より短い期間内でみてみると、ある部分では急激な「右肩上がり」かもしれないが、ある部分では「横ばい」、ある部分では「右肩下がり」になることもある。しかしどれか一つの状態が永続するのではなく、絶え間なく状態を変えながら動いており、それでいてその動きの軌道は一つの「かたち」をなす。それが「パターン」というものである（図14）。

レッスンを受けていると、同じようなことに対してたびたび指摘やアドバイスを受けるということがあると思う。「自分には進歩がないのだろうか」と驚いたり、ショックを受ける人もいるかと思うが、決してそうではない。同じ一人の人間が行う行動なのだから、むしろ「くりかえし」があるのは当然なのだ。自分の一週間のスケジュールを思い出してみても、細かな違いと、大まかな同一性で運営されているのがわかるだろう。だから「くりかえし」をよくないことのように思い込む必要はない。

大切なのは、その同じようなアドバイスや行動のなかから今回は何を見出せるかである。前回よりより繊細なレベルで状況を知覚できたり、より速やかにスムーズに気がつくことができたり、よりはっきりと鮮やかにものごとを見ることができたり、他の知覚との間に関連性を見出せたり、そうした「質の向上」がもっとも大事なことである。

また「からだの使い方」を学んでいると、依然として「自分」というものを形成しているそのパターンのなかで「早めにへこたれてすばやく復活するようになる」ことが多くなるかと思う。レッスンによって学んだことから、以前ならもっと状態が悪くなってからでなければ気がつけなかったことにより早く気がつくようになり、その「気づき」として「痛み」や「しんどさ」を感じることがあるのだ。それは決して状況がもとに戻ったからではなく、もう事態を隠蔽せずに「感じる」ようになったためなのだ。以前なら倒れるまで気がつかなかったものが、その時点でこまめに休むなり、行動の仕方を少し思い出してもらうだけで、大きなサイクルで観れば状態はかなり恒常的に安定したものになる。

「からだの使い方」は変えることだけが改善ではない。それが「習慣」や「慢性」と呼ばれるかたちでその人の生活に密着したものであればなおさら、がまんをして事態を「なかったこと」にしたり、ただ「嫌なもの」「わるいもの」として逃げるだけというのも得策ではない。新しいことやなれないことは、ことにその状態が固定化していた期間が長ければ長いほど「こわい」と感じるかもしれないが、そっと感覚の目を開いて自分の状態を見てみてほしい。きっと何かが見えてくるはずだ。

「アレクサンダー・テクニック」の使い方

「からだの使い方」を学ぶことは、何か万人共通の、従うべき唯一絶対の方法の暗記ではない。そういう意味で、アレクサンダー・テクニックを学ぶことは、その人が二度とけがをしないとか、苦しい思いをしないという「保証書」や「免罪符」になりうるものではない。依然として無理な「使い方」をすればその分だけの負担はかかるだろう。ただ、そんな「あたりまえな」ことにも気がつかないほど痛みや負担にならされた知覚の反応を「まとも」（等身大）にし、痛いときには痛い分だけ「痛い」と感じられることによって、自分の行動に気づき、自分の力で改善できるようにはなるであろう。解剖学的知識や人体の構造についても学ぶが、それに従うことを促すのではなく、あくまで「わたし」をいかす手段としてこそ学ぶ意味がある。

教えている私が言うのもなんだが、アレクサンダー・テクニックがいかに面白いものであっても、「わたし」が「からだの使い方」に「使われる」のでは意味がない。アレクサンダー・テクニックは習慣的なパターンにはまって苦しい思いをしている人に対して有効に働くすばらしいものだが、盲目的に頼るかたちでしか「使って」もらえないとしたら、それは教えていても淋しい限りだ。

日本よりアレクサンダー・テクニックが一般的に知られている欧米ではすでに、「使い方」という概念に「使われる」状態になってしまっている人を揶揄する表現として「アレクサンドロイド」という言葉も作られたりしている。どうしようもなく「目立つ」ものに注意を奪われやすいのは人間の性なのかもしれないが、目立った印象だけに囚われるのは正確な理解とはいえない。

アレクサンダー・テクニックに「ハマる」あまりに「ちからをぬくこと」にこだわり「ちからをいれる」ことを必要以上に「悪者扱い」したり、首と頭を中心にした概念にこだわりすぎてかえって誤った「からだの使い方」をしてしまうなど、「使い方」を誤れば罠に落ちるチャンスはいくらもある。そうした「勘違い」はアレクサンダー・テクニックだけの問題ではないが、アレクサンダー・テクニックだけが免れている問題でもないのだ。

しかし、アレクサンダー・テクニックを自分に合ったかたちで「使って」みることは、おそらくその人に固定とは似て非なる安定をもたらすと同時に、さまざまな可能性の扉を開く力にもなってくれるだろう。レッスンに来るようになって「また傷めるんじゃないかという、動作への恐怖感がなくなって、毎日がらくになった」「どうせできない、失敗する、と思って、する前からあきらめていたことにも、ちょっと気軽に取り組めるようになった」という人も多い。

そのように、妙な能力主義的強迫観念によってではなく、自分が、自分のために、何かを「やってみたい」と思えるようになることは、素敵なことだと思う。教える側のエゴなのかもしれないが、「痛かったところが痛くなくなって、よかった。おしまい」ではなくて「痛くなくなったんだから、こんなこともできるかな」というふうに、クライアントが自ら発信していってくれることの手助けができるようなら、私としてはとても嬉しい。

具体的な身体的・精神的変化は個人によるが、アレクサンダー・レッスンによって生じうる変化（効果）としては、以下のようなことがあげられるかと思うので、書き添えておく。

等身大の反応

例えば、それとは気がつかず過剰に力の入った状態で動作を行えば、その動作が日常動作のような難易度の低いものであっても、非常な困難を伴う。そういう状態が恒常化すれば「そういう状態が自分なのだ」あるいは「この動作はこんなにしんどいのだ」と思うようになり、「体質」「性格」「職業病」など「○○のせい」としてその理由を合理化しがちだ。そうした合理化は事態をさらに恒常化させ、苦痛を感じるとすべて「○○のせい」と考えるような「ブラックボックス化」を生じさせる。

しかし自分の身体に合った適切な「からだの使い方」を学ぶことで、「ブラックボックス化」していたものが解体され、「どのようなからだの使い方がどのような事態につながっているのか」が個別化・明確化される。それによって「何もかもひっくるめて、よくない」状態だと判断されていたものが、動作や行動に応じた判断へと変わっていき、そのことによって苦痛感や困難感は大幅に減少することが期待できる。

●発想の解放

つらい「からだの使い方」が恒常化できる背景には、「これはこういうものだ」と思いこんで内容を検討したことがないような事柄の存在が多々ある。ことに習慣化できるような無理は「我慢をすればできないわけではない」行動に集中する傾向があるので、「実はこれは何なのだろう」ということを知らないいままますまされていくことが多い。

改めて自分に合った「からだの使い方」を学ぶことで、「無理」という隠ぺい工作なしにその行動を行う方法を知り、「こういうものだ」という決めつけから発想を解放されることによって、動作のバラエティーが広がることが期待できる。特にアーティストの場合、身体表現や方法などに大きな展開が起こることもある。

●「したい」「したくない」「しなくてよい」無理を見わける感覚が養われる

つらい症状やそれによってもたらされる不快な状況に長くある人は、その状況を改善したい意思はあるものの、つい「無理をする」ことでこれまでどおりの活動状況をキープすることを優先しがちである。それゆえに、問題の内容ではなく問題の存在を問題視するようになり、問題に対して取り組む態度が「もぐらたたきゲーム」になりがちである。つまり、その「もぐら」（問題意識や症状）が対処すべき問題とかかわりがあるのかないのか、その「もぐら」を今たたくべきなのか否かの判断がないまま、「見たらたたく」という反射的な処置に出てしまい、対処に忙しいわりに解決に結びつかない、というものである。そのようなことから、「一体自分は何をしたらいいのか」と判断ができない状態になっている人も少なくない。

そのような反射的な反応をいったん抑え、「何をしているのか」に自覚的になってもらうことを通して状況に対する判断力を高め、オリジナルの問題に付随して悩みを大きくしている問題を解消していくことも、レッスンから期待できることだ。

また、アレクサンダー・レッスンで指導する「からだの使い方」は、その人にとって無理のない、負担の少ない「からだの使い方」を指導するものであるが、それは必ずしも「無理をしてはいけない」「無理は悪」ということではない。個人の具体的な状況によって違いがあるが、「からだにむりがない」ことはその個人の快適さの基盤になることではあろうが、それが目的になる必要は必ずしもない。

常にベストのコンディション（体調を含めた環境）で生活をできればそれに越したことはないが、ふつうに生活をしていれば、多少体調が優れないときにも仕事をしなくてはならなかったり、「もうこの辺でやめたほうがいいのにな」とわかっていても仕事や行動を続けなくてはならなかったり、ベストなコンディションではない状況で舞台などの本番を迎えることもある。体調やその他の状況がべストではないから、あるいは「からだに悪いから」ということが理由でということが、その人物の人間性にとって必ずしも最良の判断ではないこともあるのだ。特にある種の創作活動やスポーツ競技などは、かなりの逸脱行為によって成立しているともいえる。

自分のからだに合った「からだの使い方」を学ぶことを通して、自覚的な納得のできる「無理」（オーバーワーク）の仕方が見えてくれば、多少の無理がその人の全体のコンディションを著しく脅かすようなものに発展・保存される危険性はむしろ少なくなるだろう。

●自分の感覚への「最低の」信頼

恒常化、習慣化した症状や痛み特有の問題として、「原因の特定のしにくさ」がある。例えば「飛び出してきた人をよけようとして転び、右ひざをすりむいた」というようなけがの仕方なら、「いつ」「どこで」「何が原因で」「どこを」損傷したかが自覚しやすく明確だが、習慣化した痛みの場合、このどれもが曖昧になりやすい。そのことから、自分自身に自信をなくし、どのような動作を行うときにも「大丈夫だろうか」と心配し、かえって力んでしまってさらなる負担を増していることもある。

「からだの使い方」を通して「自分は何に基づいて何を関知しているのか」を整理し、かつ具体的な動作の仕方を学ぶことで、自己信頼を回復することも期待できる。ただし盲目的信頼は禁物である。あえて「最低の」と書いたように、「からだ」というベースラインに準じた自己信頼なのである。

レッスンは、アレクサンダー教師とクライアントのコラボレーション（共同作業）である。レッスンに興味をもたれたあなたが、自分に合うアレクサンダー教師とめぐり合い、自分の興味に応じていろいろ忌憚なく話し合いながらレッスンを進めていけることが望ましいだろう。

5

技法に使われず、使いこなす

――よりよく「からだ」とつきあうために

「効果があった」という新たな「のろい」
——どのような距離で技法とつきあうか

私がレッスンでお会いする人たちは、長期間つらい状況に悩んでおられた方も多い。その状況を改善するためにすでにさまざまな治療や運動法を試していて、しかもあまりはかばかしい改善を得られなかったという方も多い。なかには宗教に救いを求めて多額の寄進をしてきたという人もおられた。それだけに、何か改善に効果のある技法に出会えたときの喜びは大きいと思う。その人にとってアレクサンダー・レッスンが有効な手立てであったのなら、これを教える者として嬉しく思う。

だからこそ、レッスンで得られるものを新たな「のろい」(とらわれ)としたくない気持ちが、教える立場の私にはある。「のろい」とまではいかなくても、それが単なる「効果」という名の手品のような「驚き」で終わることで「よし」とは思えないのだ。つらい状況が長かったからこそ「効果があった」ことの喜びが大きいことはわかるが、それに舞い上がってそのセンセーションを「保存」「再現」すべく、ただ教えられた動作を繰り返すことに執心するのは、「身につける」とか「使い方を学ぶ」ということとは似て非なる行為なのである。

これまでのつらかった状況を「まるで、のろわれていたみたい」というクライアントもいる。それが「のろい」だったというのなら、それに効果があったものというのもまた「のろい」になる可能性があるのである。つまり「レッスンや教師に対し無疑問になり、頼ってしまう」という「のろい」である。「おぼれるものはワラをも掴む」というが、「のろい」とは言い換えればこの「ワラ」のようなものだ。「たすかろう」という意欲はとても大事だし、気持ちもわかるが、「ワラ」が自分の身の安全を保障してくれるわけではないことも知っておくべきである。おぼれないように身につけるべきは「ワラ」ではなく、自分自身の「浮力」なのだ。

アレクサンダーのレッスンに限った話ではなく、例えば何か効果があった運動方法や、ダイエット法や、サプリメントなどに対して「これをやめたらどうなっちゃうんだろう」「やめたら元に戻ってしまうのではないか」というような不安に駆られたことはないだろうか。そんな不安から漫然と続けている——「続けたい」のではなく「やめられない」だけ、ただ現在の関わり方を見失っている状態が継続している——ことはないだろうか。仕事や人間関係でもそういうことがあるかもしれない。あるいは逆に「続けていることは、依存なのではないか」「やめられなくなるのではないか」という不安から「続ける」ということを過剰に警戒する人もいる。どちらの場合にせよ、主体が自分になく、自分の状況の鍵を他者に丸ごとゆだねてしまうような状態の自動化は、ある意味でみな「のろい」のようなものである。

いくらよいものだと思ってもらっていたとしても、「のろい」としてのレッスンは、続けていても単純に楽しくないし、発展性も薄い。アレクサンダー・テクニックを教えて、まがりなりにもこれで生計を立てている人間がこんなことをいうのは変かもしれないが、「いつでもやめられる自由」がない状態でレッスンを続けるのは、クライアントにとっても教える側にとってもすごくしんどいことだと思う。「何を学ぶか」ではなく「やめないこと」のほうが目的となるようなレッスンはもはや「レッスン」ではない。

その一方で「学ぶ」ことと「継続」とは切り離して考えられない関係にあるからこそ、「どのように学ぶことを続けるか」は大切に考えるべきだと思うのである。教師として望むことは、それぞれのクライアントが、自分に必要なレッスンを十分に受けられる分だけは自分に時間を与えてあげられるように、落ち着きと納得を持ってレッスンを受けてほしいということである。

「葛藤」に葛藤せず、葛藤だけをしてみる

「葛藤」は来るべき「これから」に向けられた感情ではなく、清算されていない「これまで」のことに対して抱く感情である。だから習慣化した状況を改善するのに「葛藤」はつきものである。「つらい」と思いながらもそれを繰り返し得る状況にあったのだから、「変えることが怖い」と思ってしまうのも、また当然の感情なのである。

だが長い間、日常化したつらい状態にならされていると、自分にとって「快くないこと」がすべてその問題と関わっているように、あるいは「快くないこと」が全部「悪いこと」のように感じてしま

う「感覚の混同」が起こっていることがある。だからレッスンを受けるうちに気がつくようになったことや、にわかに判断が下せない問題に出会ったときに、その「葛藤」を単に「悪いこと」のようにしか感じられない人もいる。

しかし「葛藤」はそれ自体がトラブルなのではない。あることへの取り組み方を迷ったときに、例えばダイエットが「いいこと」なのか「悪いこと」なのか、サプリメントの服用が「よいこと」なのか「悪いこと」なのかは問題の本質ではない。つまり「迷っている」という時点で、それはモノの善し悪しの問題ではなく、「関係性」の問題なのである。

行為自体が「よい」とか「悪い」とかいうものではなく、関わり方で運命が変わるものはたくさんある。アレクサンダーのレッスンも同様である。ただ続ければいい、というものではないし、やめても自分が抱えている問題が終わるというものではないときもある。単にアレクサンダー・レッスンが合わないとか、その教師との相性が合わなかったという理由ではなく、習慣性の問題に向き合う過程で起こりうる「葛藤」の受けとめ方を知らないがゆえに、どこに行っても満足にレッスンを継続し難い状況を作り出していることもある。そしてそのような状況にある人は、アレクサンダー・レッスン以外のセッション、カウンセリングや治療においても同様の経験を繰り返していることが多いようである。

この章では、単発的なトラブルの解消とは少し性質の違う、習慣性の問題に向かい合うがゆえに起こりうる「葛藤」について書いておこうと思う。それを単に「嫌なこと」として意識から払いのけるのではなく、「葛藤」が起こりうる背景について少し理解してもらうことによって、自分自身と向かい合いやすい状況を作るための参考にしてもらえるなら嬉しい。

レッスンの進行とそれに伴う「葛藤」

アレクサンダー・レッスンに訪れる人の多くは、痛みや困難感を自覚することをきっかけとしてレッスンを開始することが多い。だから当初、クライアントの関心は「痛いか、痛くないか」「動けるか、動けないか」に絞られていることが多い。そうした困難な事態を軽減・解消することもレッスンのテーマのひとつではあるが、大事なのはそのような状況が「いかにして習慣化しているか」を自覚することである。

そのようにしてレッスンが進むうちに、自覚に上っていた痛みが発生する部位が問題の根源ではなく、本人が気にもとめていなかったようなところに原因があることや、「問題あり」と認識した部分のほかにも同様の構造の問題が存在していたり、相対比較的に強い痛みや困難感に隠されて気がつかなかったところにも取り組むべき問題があることに気がつき始めたりする。それは本人にとって「意外」なことであることが多い。

このような時期に最初の「葛藤」（分岐点）が訪れやすいようである。

アレクサンダー・レッスンを受動的に考えていた人には「戸惑い」が大きいかもしれない。施術者に「痛みを取ってもらう」「してもらう」という態度が大きすぎて、自分の「からだの使い方」を受けとめることに戸惑ってしまう人もいる。また、状況が日常化しているにもかかわらず、症状に対して「自分は被害者」というとらえ方が強かった場合にも、レッスンが効果的であればあるほど「葛藤」が強まることがある。レッスンの成果や経過を受けとめることよりも、その痛みや困難の原因が自分自身にもあったのだということを具体的にした発見の衝撃が大きく、そこから眼をそむけようと闘ってしまい、それが「葛藤」となるようだ。

また、「悩む」と「考える」の区別がつかず、ただ「考える」べきことに対しても悩んでしまい、「葛藤」を深めていることもある。「痛み」への感覚がこれまでの意識の中心になっており、「それ以外のこと」への知覚が著しく減退している場合には、「悩む」と「考える」の区別がつかなくなっていることも多いのだ。

「葛藤」あるいは「戸惑い」の原因はいろいろある。アレクサンダー・レッスンへの「葛藤」については、巻末の「よくある質問について」にもいくつか関連することが書いてあるので、参照していただきたい。

その一方で、当初の痛みや困難感が軽減された時点で何の葛藤もなくレッスンをやめる人もいる。

その人のレッスンの目的は「痛みの軽減」であって「からだの使い方を知る」「自分を知る」ことにはそれ以上の興味がなかったのかもしれない。あるいは定期的継続ではなく不定期継続的に、自分のなかに疑問や取り組みたいトピックスができるとレッスンにやってくる人もいるし、具体的なフォームや技術について聞きたいことができたときにだけレッスンを申し込んでくるスポーツ選手もいる。それはそれでレッスンの受け方なのである。

つまり、「葛藤」はそれ自体が「苦しみ」なのではなく、進むべき方向を見つけるべく「自分」というものと向かい合い続け、問うがゆえの苦しさである。それを忘れてはならない。私の目から見ると、葛藤の仕方はともかくとして、葛藤している内容は、どれもその人にとって非常に大事なことのように思える。「痛み」同様に「葛藤」することは決して心地よいものではないが、それを理由に反射的に払いのける必要はない。言葉にすると単純なことであるが、大事なのは、最低限の納得をして続けるなり、やめるなりの行動をとることだ。何かに対する反動として行動しても、その選択に満足することはあまりないように思う。

「葛藤」への向かい合い方が見えてくれれば、それはそのまま自分の可能性を開くチャンスになる。「悪いところをなおす」スタンスだけではなく「自分にできることを無理なくできるようにする」というう、レッスン本来のスタンスで学習を深めていける機会になるだろう。

「葛藤」している自分と葛藤することは建設的とは言えない。「葛藤への葛藤」になりやすい事項をまとめてみると、このような場合が多いのではないだろうか。

●「もっと早く知っていれば……」「今までの自分は何だったのだ」

レッスンである種の「成果」を体験すると、思わずこのような感想を抱くことはめずらしくない。たいていは「なーんだ、そうだったのか」と頭をかいて苦笑いするような感じの、あくまで「感想」であることがほとんどである。ほろ苦い思いは否めないとしても、「気がついたとき」より早いタイミングなどないのだし、「今が一番早いタイミング」と思って「では、これから何ができるか」を考えるほうが現実的だし楽しい。

だが、自覚している以上に抑圧的な我慢を重ねてきた人のなかには、このような「気づき」が過去や過去に関わった人間への「恨み」にも似た思いとして表面化してくることがある。「過去への復讐」をすまさなければ自分の幸福はないがごとくに、過去に非常な執着をみせる人もいる。

「もっと早く知っていれば……」が「葛藤に対する葛藤」になりやすいのは、「知らなかった」「わからない」ということを「情報や認識の欠如」というより「能力の欠落」として考え、自分を「だめなやつ」として過剰に責めてしまう自分が存在するからでもあるようだ。その「だめさ」を転化する対象が他者になると「恨み」のようなかたちになり、自分に向けられるとますます自分自身を等身大に認めることが難しくなるようだ。つまり「これができない」「あれができない」といった否定的・

欠落的な要素に関しては自己に関する情報があるのに、「できていること」に関しては皆無に近い場合、自分自身に関する情報のバランスが取れておらず、過剰な欠落感にさいなまれてしまう。

それに対してレッスンで行うことは、「今」の時点からそのような思いに対して何ができるかを考えることである。時計を巻き戻すことはできないし、今の時点で過去のことを特定の人物に謝罪してもらったところで、それが問題の解決になるとも限らない。それよりは、どうしてその時点ではその行動しか自分は取れなかったのか（責める意味ではなく）、今の自分ならどうするだろうか、などを考えるほうが建設的である。こうした「葛藤」を隠ぺいする必要もないが、こだわりすぎるべきでもない。今の時点から始められることを考えられそうであれば、レッスンをやめることよりも続けることのほうが助けになるかもしれない。

●「プライド」

一見うらはらのようだが、「過剰な欠落感」「自信のなさ」の裏返しが「プライド」への執着として現れることもある。この場合の「プライド」とは「自分が誇りに思うこと」ではなく、他者に対する「防御」や「威嚇」の意味が強い。だから年齢、職業、性別……あらゆる「差異」が「プライド」の根拠となりうる。オーバーワーク（力の入れすぎや、集中のし過ぎ）が「オーバーワークである」という自覚もないままに習慣化しやすいのも、「自信のなさ」ゆえに「やれることをやりつくさないと不安になる」ために、必要の程度を超えて「やれるだけやってしまう」からであることが多く、その

「苦労」が周囲に理解されないことを不満に思っていることもある。

　このような「プライドの高い人」というのは「卑屈な人」が多い。これまでの経験のなかで「変化」は「向上」というムーブメントではなく「変化を受け入れることは自分の非を認めること」「他者に屈すること」というような、変化や改善に対して肯定的ではない、あるいは主体的ではない経験をしている場合が多いように思う。また量的にも過大に努力をすることに力を注いできた場合が多い。だから「こんなにもやってきたのに」という思いがある分だけこれまでの行為に対する執着が強い。変化を強いられるのは他人からの要請（強制）であったことも多く、レッスンにおいて自然に動作が変化したり、自分で「変えたほうがらくだし、よい」とわかっていても、過去の記憶が邪魔をして苦しむことがある。「変化」を「屈辱」のように感じてしまったりするのだ。自分で選択するアクションはすべて他者への「拒否」の姿勢であり、我慢できないレベルになってからやっとアクションに移すことが多かった人にもこの傾向は高い。

　これはその人を取り巻く人間にも問題はあるが、ここではまず本人に何ができるかが問題になる。「悪いところ」のほうが人間の目に付きやすいものだが「悪いところをよくする」アプローチは初期的なもので、レッスンは「よりよい状態へ高めること」からが「本番」といえる。「よくするために、悪いところを探す」という方法しかもたないのでは、心理的にもつらいし、向上にも限界がある。自分の「揚げ足を取る」ような指摘の仕方だけが改善への道ではないことが理解されれば、自分の「プライド」と闘う苦しさはうんと和らぐように思う。

●「痛み」「緊張」への依存

「痛み」を介してしか自分の身体認識や自己認識を取れず、しかもその状況に気がついていなかった場合、「痛みをなくしたい」と望みながらもそれに依存している状況を作り出している場合がある。この状況では「痛み」を失うことは「自分」を失うことでもあるので、「痛みに頼らず自分を認識できるようになる」過程では「葛藤」が生じやすい。レッスンのなかでも、あるときは自分の動作が「よくわかる」感じがするが、別のときには急に「わからない」と感じたりして、不安になったりすることもある。これに関しては第3章の「〈抵抗感〉と記憶」（一〇〇頁）を参照していただきたい。

「がんばっている感覚」「やる気」が筋肉の過剰な緊張やそれによって引き起こされる「痛み」や「緊張感」と結びついていた生活が長い人の場合、「自己認識」と「痛み」の癒着度は大きい。レッスンで、余計な力が抜けた状況ほど「自分のからだがよくわからない」という感覚を持つ人には、この傾向がある。またレッスンの経過を聞いても「まだ痛い」「まだできるようにならない」というように、「できない」「痛い」ことがかたくなに認知の中心になり、「できていること」に認識の目がなかなか向かない人も同様である。

しかし、こうした状況もこれまでの経験や学習によるものであって、変え難いものとは言い切れない。「痛み」に依存した認知傾向は、時として「本来がんばりたかったこと」よりも「かんばることにがんばる」という本末転倒を生みやすく、本人の苦労に比べて納得のいく成果に結びつきにくいことが多い。こうした状況を変えていくことは、他の状況改善と同様に手強いものかもしれないが、必要な時間をかけ、自分が感じているものを感じていくことによって改善は可能である。

また、このような認識の癖が「葛藤」に結びつきやすい人は、「せっかち」である種の「完璧主義者」であることも多い。例えば、目的地までの距離を半分クリアしたとしても「まだ半分しか来ていない」と認識するようなタイプだ。もう片方の事実（「もう半分来た」）も、ただの事実として認識できるようになると、「欠落感」や「痛み」への依存度はずっと低まってくるように思う。

これまでの学習経験――「学習」と「支配」「服従」

「学習」の名のもとに、それを教える者が教えられる者を見下すような支配構造が残念ながら存在している。あるいは、教えられる側も本当に理解しているわけではなく、単に「支配」に基づく敵対関係になることを避けるために教える者に「服従」することもある。「身についているか」を見きわめるよりも、見かけとして「できているか」を重視する行為――つまり間に合わせの「丸暗記」だけを「学習」「勉強」として提示されることも少なくない。

そのような経験を多くしてきた人にとって「人からものを教わる」ことは、そもそも心地よいとは思えない環境かもしれない。「身につける」ことよりも「（早く）できる」「間違わない」ことにプライオリティ（優先順位）の置かれた学習形態のなかでは、学ぶ者は「何を学ぶか」よりもひたすら

「終わってくれる」ことを楽しみにするような気持ちになっていることも少なくない。

だから学習の場にあっても、教師という他者からの「支配」から自分の身を守るために力を使いすぎて、本来の学習に入りずらい状況ができあがってしまうこともある。前記の「プライド」の問題とも重なるのだが、相手の意見に同意することは相手の「支配」を受け入れることのように感じてしまい、自分が感じていることに素直になれなくなったりする。例えば、母親に「今やろうと思っていたのに」というタイミングで「はやく宿題をしなさい」などと命令口調でいわれると、宿題をすることそのものは特別に嫌ではなかったのに、宿題をしたくなくなるのに似ているかもしれない。「学習」とは、特定の技術の習得にとどまらず、自己や自主性の獲得過程でもあるのだ。

また、教師側にも問題がある場合がある。教師もまた上記と同様の環境で学習してきた経験があり、「学習の場」に自分の居場所を見出せていないこともしばしばある。学習者の学習成果をそのまま自分の教授能力と直結させて考え、その不安が高じると「自分はちゃんとやっているんだ」という「手ごたえ」を生徒の行為のなかに見出すことに関心が移行し、教師にとっても学ぶ者にとっても、居心地の悪い環境が成立してしまいやすい。

また、教師や治療者、施術者のなかには、自分自身の問題に自分では向き合わず、生徒や患者などの対象者を介することで自分の問題の発現を抑えている人もいる。それがお互いの状況を脅かさない状況で進行している場合は、特に問題はない。しかし、なかには生徒や患者の存在に依存し、相手の改善や回復を阻害する（相手がよくなってしまうと、自分の存在意義がなくなると感じる）ほどに依存的になってしまっている場合もある。

「〈痛み〉への依存」同様に、いつのまにか「がんばる」ことに依存していることもある。「何がしたいのか」よりも「こんなにがんばっているんだから」「こんなにがんばっているのに」というように、自分自身の行動としてではなく他者への態度《デモンストレーション》としてのみ行為しているにすぎない状況になっていることもある。

学習の過程で、それが教師側からの「押し付け」ではなく、学び手の自主性を尊重しながら学習を進める環境を維持していくことは、必須でありながらも容易ではない。容易ではないが「基本」でもある。

ものを学ぶ行為のすべてが「快」とはいえないだろう。「つらいから、しんどいから」が「それをやめる理由」になるくらいなら、悩む必要はない。しかし「つらさ」「しんどさ」が「やめる」理由にならないこともある。続けたいからこそ、その方法を求めて悩むのである。だからこそ、「しなくてよいこと」は「しない」ほうがよい。私は自分のクライアントに「苦労をしてほしいとは思っていないが、努力は惜しまないでほしい」と言うことがある。アレクサンダー・レッスンは「力を抜く」レッスンだと思われることも多いが、それは「余分な力を抜く」からであって、「抜く」ことが目的ではない。「しなくてよいことをしない」のは「したいことをする」ためである。

アレクサンダー・レッスンに関していえば、自分がレッスンを受けるなかで抱いた疑問は、ことの大小にかかわらず、なるべく忌憚なくアレクサンダー教師に相談してみるとよいだろう。会話が成立しない教師は、（少なくとも今現在の自分にとっては）あまりよい教師とはいえないので、無理にレッスンを継続する必要はない。

「わたし」という部外者
――「私」が「わたし」について考えるとき

他者の目から見れば、あなたはいつも「あなた」に他ならない人間だが、「じぶん」が自分にとって、常に主体的な存在であるとは限らない。

「わたしはね」という出だしで始まる発言や、「わたしのため」という言い回しには、「自分勝手」「わがまま」という印象を受けてしまう人もいるかもしれない。確かに、わざわざ「私は……」などと、「わたし」という言葉を前面に出して申し述べなくてはならないことは、「私」のなかの「わたし」と「〈わたし〉以外のもの」との違和感や温度差がかなり明確に存在するときが多いような気がする。

実は日本語の「わたくし」にはそういう要素が強い。ちなみに『広辞苑』には「①公けに対し、自分一身（だけ）に関する事柄。うちうちの事柄。②表ざたにしないこと。ひそか。内密。秘密。③自分自身の利のために不法にふるまうこと。ほしいまま。④「私商い」「私仕事」の略（ちなみに「わたくしあきない」とは、「商家の番頭・手代などが、主家の仕事の傍ら、内密で自分の利益のためにする商売」とある）。

ここまで「秘密」や「私利私欲」というニュアンスではなくとも、今でも日本では「言わずともわかる」（と思っている）ことはアウトプットしないことが多いのではないかと思う。それを「わざわざ口にする」ことは、むしろはばかられる気配すらある。特に、例えば「家族」のような「わかっているはず」という思い込みの強い関係性のなかでは、「わざわざ口にする」ことが逆に暗黙の信頼関係を犯す行為として認識されることも少なくない。だから実際に声にして相手に伝えていることは「伝達事項とクレームのみ」ということも少なくないように思う。

俗に欧米に比べて日本人は「自己表現するのが下手だ」というが、善し悪しは別として、欧米人のいう「表現」とは「自分がわかっていること」に根ざすものの分量が日本人よりもずっと多いようだ。それを日本人的な感覚で聞くと「なぜ、そのような〈言わずものがな〉なことをわざわざ口にするのか」という気がすることもある。もちろん個人差はあるし、一概には言えないが、どちらかというと日本人は、意見を言うにしろ質問をするにしろ、「わからない」ことが自分のなかで明確化するまで言語化しないところが多い。つまり、ものごとが「言語化されるタイミング」が文化によって異なるように思う。それに気がつかないままレッスンを進めると、理解が深まるどころかズレ感が募ってしまうことだろう。

私はどうしてこういう「わたし」なのか……それを自問するのは自分にとってどんな状況《とき》なのかを考えてみると、そこで見出される「わたし」とは、ちょうど日常のなかで違和感を介して見出される「からだ」の認識と似ていないだろうか。

ともあれ、「〈わたし〉の認識のされ方」に注意を払わずに「からだの使い方」を考えることは、ときにつらい状況を生み出してしまいやすい。いたずらに自分自身を詰問し、自分に「自分たれ」という決断（行動）をせきたてるような険しい空気を作り出してしまいやすい。そのために慌てて行動してしまう人も多い。目的意識にはなんら間違ったところはないのに、具体的な方法を思いつけず、そのことからいざ行動するときは「めくらめっぽう」な行動をとってしまったり、「物が片付けられない」というような行動の手順と集中度に著しい不安定が見られる人の場合、その背後に「自己観」の問題が横たわっていることは少なくないように思う。あなたの知っている「じぶん」は、自分の「嫌なところ」「できないところ」だけではないだろうか。あるいは「他人」の視線に対して「見せる」用の「じぶん」がメインではないだろうか。自分が自分自身に向けるまなざしの険しさに負けて、レッスンやその他の行動がつらくなっているのであったなら、「からだ」がそうであったように、少し「〈わたし〉の見方」そのものを再考してみるのもよいだろう。

「信頼」という名の「無関心」——あるいは「感謝」「憧れ」「同化」と「依存」

「わたし」という「自己」が存在すると同時に、並行して「わたしたち」という単位で認識される「自己」も存在するように思う。「わたしたち」の構成は、場合によって異なるが、決して個々の「わたし」の集合としての「わたしたち」ではなく、「わたしたち」という「一人格」を形成している。ここでは「わたしたち」と「わたし」の間で生じやすい「葛藤」について少しだけ書いておこうと思う。

クライアントのなかには、家族や親友など「親しい人」「信用できる人」にほど、乱暴でぞんざいな行動や態度を取ってしまう人がいる。そういう自分の行動に「自覚していなかった」「それが親しさだと思っていた」という人もいれば、自覚があっても「でもどうしたらいいのかわからない」という人もいる。親しい人に「わざわざ」何かを伝えるということが「てれくさい」という人も少なくないし、決して悪気ではないのだろうが、「思っていること」と「行っていること」、そして「伝わっていること」にギャップがあることは事実であろう。

また、クライアントのなかには、習い事や職場や家庭での人間関係（主に教師や上司、親といった自分より「目上」の人間との関係）の距離のとり方として「嫌い（嫌）になってやめる」ということを繰り返す人がいる。言い換えれば「嫌いになる」という方法以外に有効な「距離の取り方」を持たないのである。

例えば、一部の師弟制度のなかには、「師」の言うことを意味もなく絶対化することが「制度化」してしまっているものもあり、その状況に「弟」の側も慣れてしまっていることがある。「師」に逆らうこと――というより「同意を示さない」ことに過ぎないことが多いようなのだが――が「もう、（その習い事を）やる気がないのか」という問題にとられかねないので、疑問を黙殺することが慣習化されてしまっていることがある。もちろんこれは「師弟関係」だけのことではなく「親子関係」や「上司と部下」など、さまざまな「個人間の密な関係性」のなかでもあることかもしれない。

「親しい人にほどぞんざいな態度を取る」という人は、一方でいわゆる「外面」のよい社交的な人間であることが多い。つまり本人にとって「異」と判断されたものに対しては「意識的」に「まとも」に対応するのだが、「同」と認識されているものに対しては注意を払わないという傾向が著しいのだ。そして自分が「同」と思い込んでいるもののなかに「異」が見つかると、「裏切られた」「そんなはずはない」として激しい反応（相手に対する暴力や、パニック）を示すことが多い。そうした傾向は、あまり根拠のない自信に基づいて「からだ」を「信頼」（無関心）していると同時に、「痛み」などの違和感しか「意識」できない、「痛み」でしか「からだ」を認識できないという、恒常性《ふっう》全般への認識と相似形を成している。

だから「問題《トラブル》」が発覚するのは、もはや耐え切れないほどに蓄積されてからとなる。表面的には辞める直前まで「仲がよい」「信頼関係ができている」ように思われていたりするので、周囲や離別を切り出された相手のほうが「突然キレた」と驚くというケースも多い。そして「別離の仕方」は決しておだやかではなく、時にはメソッドや相手の人格を丸ごと否定するようにして離れることもある。

さきほど、「〈わたし〉という名の部外者」のなかで「例えば〈家族〉のような〈わかっているはず〉という思い込みの強い関係性のなかでは、〈わざわざ口にする〉ことが逆に暗黙の信頼関係を犯す行為として認識されることも少なくない」と書いた。血縁関係としての「家族」だけではなく、広く「ファミリー」（「わたしたち」）という単位で認識されるような「家族的」な関係のなかには「信頼」に基づいて「あらわさない」「あらわにしない」というものはいろいろあるように思う。ときに自分自身にさえ「語らない」（思ったことがないと思っている）こともある。

「口にしない」ことが「口にできない」ことであるとは限らないし、「口にすることがない」わけでもない。単に外に向かって「言語化」しないだけで他の表現やしぐさで十分に「雄弁」なこともある。欧米ではどちらかというと「口に出して言葉にする」ことがお互いの「理解」をとりもつことのなかで重要視されるが、日本では必ずしもそうではない。だから表面的な判断は軽率であることもある。

しかしながら、そうした状況が「あたりまえ」になると、やはり「思っていること」と「表していること」があまりにもアンバランスになっていることがある。

そのようにして、結果として非常に後味の悪い別れ方をせざるを得ないという経験を繰り返しているために、新しいことを始めようとしても軽やかには踏み出すことができない。人間関係が生じること自体がわずらわしく思われ、足踏みをする一方で、一旦踏み出すと「何もかも受け入れられる状態でなくてはいけないのではないか」と「誰にも語らぬまま」自分にプレッシャーをかけたり、相手にも完璧な状況を求めたりして、緊張感を高めてしまう。そのためにかえって「腰のすわりが悪い」状態になり、何かを継続的に行うことや学ぶことに集中しづらく「居心地の悪い」状況に陥ってしまったりするのである。

これは「学習」という、誰かに影響を与えたり与えられたりする関係のなかで育てられる人間に課されたジレンマなのかもしれないが、「親」や「師」に対する「感謝」や「憧れ」が自分自身の能力を封じる「のろい」に変わることがある。「感謝」があるからこそ「親」「師」と自分とに「違い」があることをうまく認め合えずに、「違うことをするのが〈裏切り〉なのではないか」「恩知らずなのではないか」と思ってしまったり、「憧れ」があるからこそ互いの等身大の姿を認めることができず、それがそのまま「失望」に転じたりすることがある。「あの人のようになりたい」という「憧れ」や「尊敬」が過剰になると「相手と同じにならねばならない」という「自己喪失」を起こす場合もある。

あるいは「同じでないと、受け入れてもらえないのではないか」という恐れもまた、「自己喪失」に転じうる。

また、「同化」が逆方向に作用して「あの人のようにだけはなりたくない」という気持ちが強すぎても「じぶん」を見失うことがある。「あの人に似ているのではないか」というだけで、自分に必要な動作や思考を自分に禁じてしまい、自分の自由を失ってしまう人もいる。

少なくとも「からだの使い方」というフィールドで考える「同化」現象は、感覚的な問題ではなく、具体的に行動にあらわれる問題である。いわゆる「師」の「優等生」で生きてきたクライアントのなかには、全く「自分のからだ」というものを持たない人間もいる。表面的には破綻はなさそうに見えるが、動作や発言のほとんどが「コピー」でしかないという人も、そんなにめずらしくはない。そのような人たちに「からだの使い方の問題」が自覚できるような形で生じるのは、マイノリティ（少数派）である「〈わたし〉の反乱」というべき事態なのかもしれない。そしてそれは多分、ただの「トラブル」ではなくて、とても大切なチャンスになりうる機会でもある。

そうしたクライアントの「自己喪失の仕方」は、私の目には「周囲の状況に感染しやすい」という、いわば「認識のうえでの免疫不全」に近いように感じられることがある。いったんこちらを見たら瞬きもできなくなる人もいるし、見た方向に重心がずれてしまって、どんどん前のめりになってしまう人もいる。こちらがしゃべる口の動きを、無意識に声に出さずにコピーして口を動かし続ける人もいる。身体認識についても、その名称は理解できるが、自分の身体を感じることができない度合いが著しい。具体的なパターンには個人差があるものの、やたらに筋肉が緊張しているのも一様に共通している。

このように書き連ねると、彼らはかなり「奇妙な人」に思えるかもしれないが、本人はただ「真剣に」「まじめに」しようとしているだけで、それを行動に「翻訳」するとこのような状況になってしまうのだ。そのなかには「パニック症候群」「自律神経失調症」「うつ病」などという診断を受けたことのある人もいたが、いずれも「ふつう」に社会生活を営んでいる人たちである。「病人だからこうなる」というよりも「そういう状況をこういう診断名で呼ぶことがある」と表現したほうが適当かもしれない。つまり誰にでもこのようになる機会はあるのだ。症状を抑える手立てとして精神科で投薬やカウンセリングを受けている人もいるが、同時に「からだ」を獲得することも、また大切ではないかと感じている。薬はつらい症状を抑えるのに役立つが、その症状を生む自分の「日常」の構造について考えることは投薬の効力の範疇にないからである。

「からだ」という「プライバシー」、「わたし」という名の「状況」

しかしながら、「依存」状況からの「自立」は、決して急ぐべき問題ではない。「のろい」に縛られている一方で、守られている部分もあるからである。「依存」から完全に自由な人間はいないし、段階的な問題ではあるが、「自立」に向かない状況にある人もいる。私がお会いした人のなかには、何でも頑張って「自分でやろう」としすぎてかえって自分を追い詰め、からだが過剰に緊張し続け、その無理がたたって倒れる、ということを繰り返しているクライアントもいた。肉体的には疲労が限界に達しているにもかかわらず、物理的に「ひとり」になって静かにしていると落ち着かず、そんなときに目に付くのは自分の嫌なところばかりで、それから逃れるためにさらに過激なスケジュールを組んでしまう、というクライアントもいた。「自立」だって「のろい」に成りうる。時には「自分でやらない」ことができるようになることも、「自立」のプロセスだったりするのだ。あせって早く「自立」することよりも、本当に自分にとっての「自立」の意味を考え、確実に自分を「立っていられるようにさせてあげる」ことのほうが大事である。

「からだの使い方」を学ぶことを通して「わたし」という存在と向かい合っているうちに、「わたし」も「からだ」も、外から見えるような「一個の閉ざされた塊」ではないことが、今までにないほどの実感を伴ってクライアントに押し寄せてくることがある。それは時にクライアントを驚愕させ、解放し、また混乱させるかもしれない。

物理的にも人間の身体というものは、生きていながらにして、ちょっとお風呂につかりすぎると水分が身体にしみこんできて「ふやける」ことができるくらいの「外部」との流通がありながら、自分自身が「風呂の水」になってしまうほどには「自分を譲る」ことはない。だが同時に、同じ自分の「皮膚の内側のこと」でありながら、血管ではないところに血液が流れても自己の存続が危うくなるし、ちょっとお隣の空気が通るところ（気管）に食物が入っても大変なことになってしまったりもする。空気の出し入れ（呼吸）を止めても死んでしまうし、食べ物の出し入れ（摂食と排泄）を止めても死んでしまう。そのくらい、身体は外部と絶え間なく「つながっている」と同時に、滑らかな継目のない皮膚の下で「隔てられて」生きているのだ。

自分がきちんと「立っている」ことを継続しうる状況になろうと思うなら、「他者」を排除することによって「立つ」ような孤立した「自己」の確立ではなく、かといって「他者」によりかからなければ立っていられないような「立ち方」でもなく、周囲の環境をも味方につけた「立ち方」を自分なりに獲得する必要がある。ちょうど、人体の「関節」という構造が、身体の各部位を「わける」と同時に「つなげる」構造体であるように。重力に逆らってからだを支えているだけではなく、自分では操作できない重力という「外力」をうまく利用しなければ関節は稼動しないように。力ずくで「曲げる」ことだけが「関節を動かす」「からだをやわらかくする」ことではないことを、ときには自己を伴った「身」をもって、知るべきであろう。

私がレッスンでお会いする人たち全員の悩みに共通しているのは、ある種の「過剰さ」である。だが、「やりすぎ」を「禁じる」だけでは改善になりえない。「やりすぎをやらないようにしようとする」ことは、「やりすぎ」の出力をそのままに「やらない」という同等のパワーにして逆方向の抑止力をかけることでその状況を成立させようとしてしまいがちだが、それはたちの悪いパワーゲームである。自分自身で手におえなくなった筋肉の緊張も、「緊張する」ことが目的なのではなく、そのような方法でしか「他者から自分を隔てて守る」方法を体得できていなかった結果に過ぎない。「自分」とは誰なのかわからなくなってしまうほど「他人のコピー」ができてしまうのも、それもまたその状況下で「わたし」が「わたし」でいるための方法であったに過ぎない。

「やりすぎ」の改善に携わりながら、同時に私はどうして「やりすぎ」てしまえるのだろう……ということに興味がある。「やりすぎ」ることで、人は何をしたいのか、に興味があるのである。事態の「抑えこみ」にかかるよりも、むしろ「やりすぎ」パワーの出所を理解することのなかに改善の根幹を成すものがあるような気がするのだ。

一般的にレッスンでお会いするクライアントよりはやや極端な例だが、いわゆる「自傷行為」が止められないクライアントがいる。自殺を試みたり考えたりすることを止められないという人もいる。あるいは、過剰にアクセサリーを身につけることや、ピアッシングに歯止めが利かないという人もいる。一見ばらばらな話のように思えるかもしれないが、彼らに共通しているのは「それ」が「じぶん」という存在を確かめる手段になっているということだ。それらの手段は決して「からだによい」「健康的」とはいえないものではあるが、彼らが「しんどい」のは「その行為をする」ことによってではない。そういうふうにしないと曖昧になってしまう「じぶん」という存在が「くるしい」のだ。だからこの方法がベストでないことがわかっていても、今のところそれらの方法が一番慣れていたり効果的？　であったりするので手放せないのだ。

人間は自分の「していること」に実感をもちたい、「している（生きている）じぶん」を感じたい、と思うもののような気がする。そのことにわざわざエネルギーを消費しても、それを「したい」と思うもののような気がする。例えば、フィットネスクラブ通いや、ジョギングや、健康体操やヨガなどに通っている人たちは大勢いる。仕事帰りに、わざわざ自腹を切って（！）、エネルギーを消費して、からだを動かす楽しみとは何なのか。「健康のため」といえば通りはいいが、それもまた便利な「方便」にすぎないような気がする。なぜなら、そのなかには「不適切なからだの使い方」をしてしまったために痛めてしまった人たちも少なからずいるからだ。傷めてそれをやめる人がいる一方で、痛めてなおそれがやめる理由にならない人もいる。やめないのは、別に「やせがまん」からだけではない。そこに「じぶん」の存在を実感する要素があるから、やめないのだ。「健康」などという「言い訳」をわざわざ使うまでもない。人間の「健康」は摂取カロリーのコントロールやプログラムされた運動やスケジュールによってのみ作られるものではない。そこに最低限の「自己」が伴わなければ、たいして意味はないのだ。

「やりすぎ」はやりやすいが、やめにくい。日常的に人間関係や仕事が「キツい」「今のやり方がよいわけではない」という感覚がありながらもそれが即「やめる理由」にならないのは、そこにかろうじて「自分の居場所」があるからであろう。だから、それを「侵害」されることに敏感になる。レッスンをしていて、「らくになる」自覚がありつつもそれが「葛藤」になりうるのは、そういう理由からだと思う。

レッスンにおいて、痛みを取り急ぐことが「自己破壊」や「侵害」になってはならない。「改善」というのは「命題」ではなく、本人がよりよく生きやすくなるための「手段」にすぎないことを、教師もクライアントも忘れてはならない。

クライアントの疲労や痛みが大きい場合、休むことをしてもらいたいのは山々だが、休むことに対する「葛藤」が大きい場合は、休むことを急がせることは必ずしも適切ではない場合がある。依然として疲れやすくはあるが、動きを止めさせるのではなく、動くための「からだの使い方」を教えることを優先と判断することがある。「からだ」は急には滑らかに動かないことが多いし、レッスンの進み具合も「さくさく」という感じではないことが多いが、あせらずレッスンを進めることが結局、一番効果的であったりする。大切なのは、そのようにして、相手の生活を段階的に自分の動作の「無理」が理解できるようになることである。自分の感覚と判断で「無理なからだの使い方」をやめることができるようになることが重要なのである。

「通過儀礼」としての「ばか」

「ばかになる」という言葉がある。「ブレーキがばかになってしまった」とか「留め金がばかになって、閉じられなくなった」などの使い方をする言葉だ。要するに、ものが「壊れた」状況を指す言葉なのだが、単なるクラッシュとはちょっと違う。「度を越える」こと、同じことを繰り返したあげくに、ついに動かなくなったり、加減が効かなくなることをさす言葉である。

ちなみに「広辞苑」によると「ばかになる」は、「①自分の意思を抑えてがまんする、②（ねじなどが）きかなくなる。本来の機能が失われ役に立たなくなる」とある。

前述の「注意の固定と分散」とも関係することだが、ある過度かつワンパターンの刺激に長期間さらされると、もうそれを「刺激」として感じられなくなり、それ以外の刺激に対しても対応できなくなることがある。そのことが結果として損傷を生むパターンを温存する方向に働くことが多い。習慣性の損傷や痛みなどの問題は、まさに「ばかになる」ことによって生じる問題といえるだろう。

ことに損傷部位が肉体の場合、「部品交換による補修」という「ばか」の改善策が打ち出されることはめずらしくない。クライアントのなかにも「ばかになった」ねじを取り替えるように、椎間板ヘルニアや、膝の損傷、外反母趾などの手術を勧められたり、実行したりした人は多い。私もその手段が間違いだとは思わない。外科手術という手段は非常に強力な改善方法である。ただ、部品交換だけではその後の生活をその症状から解放することを必ずしも意味しないこともあることを言い添えたい。特に長年の蓄積によって生み出された症状は、「使い方」が変わらなければ再発する恐れが高い。早々の再発がなくても、再発を恐れ、動作を行うのにいちいちおっかなびっくりという状態では、完全な回復とはいえないものがある。

肉体だけでなく、精神的、認識的な面についても同様に人は「ばかになれる」ものかもしれない。

自分のなかのある部分だけ使いすぎて疲れ果てて、「仕事をやめたい」「もう別の誰かになってしまいたい」と、「じぶん」を「取り替える」方法にしか目がいかなくなる人もいる。しかし、自分が認識しているその「じぶん」がごく部分的な「じぶん」でしかないことに気がつく人は意外に少ない。そういう「じぶん」のやめ方がわからなくて、丸ごとやめたくなって過激な行動に出る人も少なくない。

しかしながら、「ばかになれる」パワーがあるというのもすごいことだと思うのだ。「ばかになる」ことでしか生き残れない状況下で潔く「ばか」をすることができるのも、その人に備わった実力である。「逸脱力」とでもいうべき、すごい生命力だと思う。そのような「逸脱」は逸脱することが目的なのではなく、そのことによって全体のバランスを回復しようとする「うねり」のようなものだ。

あらゆる「異常」を「ディスオーダー」（disorder）として「正常」に対する対立概念としてしか認識できないのは、とても貧しい感覚だ。「正常以外」の状態にも、いろいろあるような気がするのだ。例えば、日本語には「物狂う」「風狂」という言葉がある（この〈物〉という対象のとらえ方も非常に面白い認識なのだが、ここでは割愛する）。ただの「無秩序」（「失・秩序」というべきか）や「異常」ではなく、ある種の「集中力」あるいは「集中した状態」ゆえの「ふつうではない状態」をさす言葉といったらいいだろうか。いわゆるトランス状態や「神の乗り移った者」も「物狂い」と表現される。舞や歌などの芸や、遊びに熱中することも「狂う」と表現したりもする。英語では「クレイジー」(craziness)というのが近いかと思うのだが、「ディスオーダー」と「クレイジー」は質的に異なるものだ。それを十把一からげに「異常」とするのはとてもつまらない。逸脱することや傷つくこと、痛むこと、わずらうことでしか前に進めないこともある。気がつくことができないこともある。そのチャンスを受けとめてあげられないことのほうが、生きていて寂しいことではないだろうか。

でも同時に「ばか」は「ばかでしかない」とも思う。「ばか」のパワーで日常を生き抜くのは、巨大なブルドーザーで牛乳配達をするようなものだ。全く日常向きではない。「火事場のばか力」という言葉があるが、「ばか力」は「火事場」という「非・常時」でこそ出すべき意味がある。「ばか力」で日常を生きるのはしんどい。あっという間にばてるか飽きるかしてしまい、人生という自分の時間を紡ぐどころではなくなる。そして、そんなふうに「ばか力」を浪費してしまっている人はたいてい、いざというときにろくな「ばか」も発揮できない。それは、返す返すも哀しいことだ。

ずっと「ばか」でいるのもしんどいが、絶対狂わないで生きるのもしんどい。「ばか」「ばか」と連呼すると聞こえが悪いかもしれないが、「ばか正直」とか「野球バカ」とか、後述の「変」と同様、なんとなくかわいらしく思えるような魅力としての側面もある。「ばか」は不都合を通して認識されることが多いが、決して知能が低いとか能力がないということではない。つまり、どのフィールドで、どういうときに、どういうふうに、どのくらい、自分のなかの「逸脱力」を発揮させるかによってその評価や受け止め方は変わるのだと思う。

自分のなかの「ばかになれる力」に出会うのは、ちょっと厄介なでき事を通してであることが多いかもしれないが、一度自分がいかなる「ばか」なのかを経験しなければわからないこともある。「無知の知」という言葉があるように、ならばそれをチャンスとして受け止めてみるのも、悪くないのではないか思う。

「変」であることと「魅力」
――「完全無欠」から「カスタマイズ」へ

困難感を伴って認識される「差異」がある一方で、「変な人だね」「変わっている」という「ほめ方」「認め方」がある。ひょっとしたら、それは私が関西に生まれ育ったという地域性に依存している部分もあるのかもしれないが、その部分を差し引いても、「魅力的な個性」を感じる人というのはどこか「変」であることが多い気がする。少なくとも決して平均的・均一的ではないし、いわゆる「完璧」で「できないことがない」というのとも違うし、「型にはまる」ことをして才能や魅力を発揮しているのではない感じがする。「変」というと、なんだか「アウト・オブ・スタンダード」だが、「そういうかたち」として成立しているような気がする。

「正しいからだの使い方」などというものを教える仕事をしていると、それは何か画一的な、型にはめたような「からだの使い方」を強要されるのではないかと誤解されることもある。あるいは「型」をマスターしないと「学んだ」ということにならないのではないかと鼻息荒く「免許皆伝」を狙ってやってくる人もいる。しかし事実は違う。「型にはめる」ことがこのレッスンの目的であるとしたら、なぜ欧米の芸術系の大学でカリキュラムに組み込まれているのか、理解しづらいのではないだろうか。

「正しさ」の意味もそれぞれかもしれないが、少なくとも「からだの使い方」における「正しさ」とは押し付けるものではない。それはその人の「からだ」に合った「合理性」「無理のなさ」、あるいは「可能性」といえるものだ。それに常に「正しくあらねばならない」わけではない。突出した「ずれ」がないことを、「公平」「正確」あるいは「健康」と思い込むのは認識の癖に過ぎない。第2章の「〈ずれ〉あるいは〈フレキシビリティ〉」(六三頁)のなかでも書いたように、ある程度恒常化した「ゆがみ」や「かたより」はランダムに生じるものではなく、それが起こる理由がある。また「ずれる」こと自体が「敵」というわけではなく、スポーツや職業などによっては意識的・後天的に獲得するように努める「ずれ」だってあるのだ。問題はそれを「使いこなせるか否か」である。自分の可能性を拡張するための方法が「無理をする」ことしかないのはあまりにも悲しいと思う。自分の「していること」を知らない人間の創造性には限界が早く来るものだ。自分の「正しさ」を知ったうえである「からだ」の「逸脱」や「無理」は「むちゃくちゃ」とは一線を画すものである。

他者の「変」は比較的「個性」として評価しやすいが、自分の「変」は評価しにくい（逆の立場もある）。つい、いたずらに「わるものあつかい」してしまいがちである。そういう意味で、自分の「個性」は自分に見えにくいものである。特にこれまで「困難」として認識されるときにだけ、それにまみえていただけに、「魅力」にもなりうる側面としての「くせ」を真に理解できるようになるには、しばし時間が必要かもしれない。

やや稀なケースではあるが、レッスンが進んできてその人の身体能力を活かす「からだの使い方」が確実に身についてきた頃に、クライアントは「異様な感覚の冴え」を体験することがある。それがどのような具合なのかは個人差があるし、全くそのような状況を体験しない場合もあるのだが、私はこの状況を「常時接続」と呼んだりしている。これまでは「異常を感じたときにしか」感知できなかった自分の身体状態や周囲の状況が、異常感覚に頼らず、あるいは自分の注意を能動的に向けたときにだけ感じられるのではなく、とてもクリアに「感じられるようになる」「目に入るようになる」のを体験するのである。それ以前の多くの場合、「感覚の鋭敏さ」はごく限定的な対象に発揮されている「過集中」や「思い込み」の一種に過ぎないことが多いのだが、この場合は全く質的に異なる。

この状況下では、以前よりもずっと観察能力などの感受性が向上し、瞬時に、鮮やかに、面白いほどさまざまなことを感じ取れるようになったりする。それとて別に「新たな能力が増えた」わけではなく、無駄を省いた結果、さまざまな身体感覚を同時中継して混乱しなくなっただけのことで、「もともとその人にあった能力」に過ぎないのだが、何か超能力めいた能力が身についたようで、慣れていない人は（慣れている人など、ほとんどいないのだが）驚くかと思う。

だからこそ「使い方」を間違えるとこれはなかなか「厄介な能力」になってしまう。ゆえに私はその「取り扱い」を「ファイナル・コントロール」などと呼ぶことがある。非常に高度で繊細なコントロールではあるが、ここでクライアントが学ばなくてはならないのは「常時接続」を自分の意思で自由に「切る」ことである。「見なかったことにする」ような感受性の遮断や隠ぺいではなく、「気がついていない」「見えていない」のでもなく、「見えていることを認識したうえで、必要性に応じて無視する」ことを選択できるようにするのである。ちょうど、多機能で高性能な機械（例えば、自動車やパソコンや携帯電話など）に初めて触れると、最初は「自分がどう使いたいか」よりもその機能をあれこれ試すことに忙しかったりするが、その時期を終えて自分仕様にカスタマイズできるようになるのに似ているかもしれない。自分が何をしたいのかわかっていないうちは、カスタマイズは無理である。だから「付いている機能だから使わないと損かな」などと思ってみたり「用はないけど意味もなく使ってしまう」など、つい自分の能力で遊んでしまうのだが、それが恒常化すると、単純に非常に疲れる。いかに高機能・高性能であったとしても、主体的にそれを使えなければ、やはり本末転倒なのである。

レッスンが進んできて、よりよい「からだの使い方」が定着し、自分のなかにある「ずれやすい方向性」についても明確な自覚が高まってくるだろう。そのような時期に自分のレッスンの進み具合や自分の実力について、ある「葛藤」を抱くクライアントは少なくない。

例えば、ある時期までは次々に「からだ」に対する誤解が解け、「できなかったこと」「痛かったこと」ができるようになったり、困難感を感じずに行動できるようになるという「改善の実感」があったのに、ある時期にそれが小さくなったように感じることがある。レッスンの成果や充実感が弱くなってきたように感じ、それが満たされなければ満足に自分の力が発揮できていないような気がして、不安になったりいらいらしたりするのである。

こういう時期に陥りやすい「罠」は、自分の「からだの使い方」が「完璧」でなければ何事もうまくいかないのではないか、というふうに考えてしまい、自分の「傾向性」を敵にまわしてしまいそうになることだ。自分がしてしまいやすい「からだの使い方」の誤りが、追っても追っても追いきれないハエのようにうるさく感じられたり、「改善」への道が果てしないように思われて、落ち込んだような気分になるかもしれない。

確かに「からだの使い方」が適切であるほうが、さまざまなことがやりやすくなることは多い。特にミュージシャンやダンサーは、その効果の高さを実感することが多いかと思う。大きな動作は割合筋力でごまかせるが、繊細で正確な動作はただ「力まかせ」なだけではまかないきれない。「からだの使い方」が適切になることで繊細な動作に必要な身体の連動がよくなり、これまでになく音や動きで伝えられるニュアンスが非常にクリアになることは多い。それに、これまで認識してきた「ずれ」は、いわば「障害」としての「ずれ」であることが多い。「ずれ」が自分を苦しめたり行動がうまくいかなくなる原因であっただけに、それがなかなかなくならないことに「また同じことをやっている」というがっかり感や「またか」という思いを禁じえないことがあるだろう。

しかしそうした「葛藤」もまた、レッスンで得たものを有効に思ってくれていることの「裏返し」と言えるような気がする。自分の「からだの使い方」の発展性について欲が出てきたからこそ感じる「葛藤」なのであろうと思う。

「ずれ」は決して「完全に駆逐すべきもの」ではない。「駆逐」しなくては成功がないわけではないし、それがレッスンの目的でもない。「ずれやすさ」は、いわば「放っておいてもできてしまうこと」といえる。段階的にだが、このような葛藤を得たことは、それをも自分の可能性の「幅」として自覚的に生かす方向で考える、新たな時期に来ているということかもしれない。


また、腰痛などのしつこい痛みや特定の身体障害などで「自分の思い通りに行動できない」体験をしてきた人のなかには、「じぶん」と自分の「からだ」との関係をとりあぐねていることも少なくない。だからこそこうした時期にさしかかったときに「からだのことが全部完璧になるまで自分のしたい行動に踏み出せない（踏み出してはいけない）」ような気がして、自分のしたいことや、仕事などへの復帰のタイミングに戸惑うことがある。そうした「戸惑い」から新たな不安要素を探し回ったり、かえって不安や痛みに依存してしまうこともある。

「からだ」の問題は「済ます」問題ではない。つまり「済ましてから、次」というのではなく、何をしているにせよ「同時進行」的に存在する問題なのである。そういう意味で果てがない。やればやるほど、何かがある。だから面白いし、私も飽きずに仕事をしているのだと思う。

だが、もちろん状況によって「より優先すべきこと」は生じたりする。レッスンの開始当初がそうであったように、「トラブル」としての「問題の解決」により優先して取り組む時期もある。その取り組み方の一つとして、無理をすることをせず休息を取ったり、「からだの使い方」と痛みや深い症状の発生の関係を重点的にみていく時期もある。しかしそれだけが「からだ」との付き合い方ではない。「したいことをする」ための「からだの使い方」の学習であることを忘れてはならない。

「したいこと」が急に見つからない場合もあせらないでもよい。今まで自分が「してきたこと」はどういうことであったか、どういう選択基準や意思でそれをしてきたのか、少し振り返ってみることからヒントが見えてくるかもしれない。

「日常《サバイバル》」——もう少しだけ、生きやすい「日常」へ

気がつくことができ、身につけることができれば「なーんだ」「そーか」とあっけに取られるようなことなのに、非常に長い期間、そのことに気がつかないでいられるのはなぜだろう——多くのクライアントをみてきて、時にそう思うことがある。「日常」とは何なのだろう、と。気がついて、動いてしまえば早いことなのに、どうして踏み出せないのだろう——と、自分でも思う人はいるかもしれない。

そのように、「改善」という名の「変化」の前に強く戸惑い葛藤するクライアントにはある種の傾向性があるように思う。やや端的に表現するならば「我慢強く、あきらめやすい、せっかち」なのだ。一見矛盾するようだが、「ぎりぎりまで状況に耐えて、その結果にあっさり絶望し、改善にあたっては全面的かつ恒久的改善を即時に望み、それ以外の結果を認知しない」のである。言葉で書くといかにも過激だが、それは特殊な人だけが持つ傾向性（他人事）ではない。誰しも自分の痛みにかまけると自分の状況を見失い、そうなってしまいやすいものなのだ。

前章でも書いたとおり、レッスンの成果は「もう二度と傷めない、痛い思いをしない」ことを保障するものではない。しただけのことは、その結果としてこれからも自分の身に返ってくるだろう。しかし「自分のしていることに気がつく」ことができるようになることで「自分で軌道修正をし、たちなおれる」力も得るのである。それを私は「こまめに倒れて速やかに立ちなおれるようになる」などと表現することもある。つまり、これまでは疲れや損傷をある程度溜め込まないと倒れることもできなかったのが、より細やかな段階でその状況に気がつけるようになることで、すばやく対応できるようになる、ということである。「自分のしていること」に自覚的になりえることで、今まで取っていた「やり方」以外の方法が開発され、自分に「できること」が増えることもある。今まで一辺倒に行ってきた行動に対して「こういう場合だったら、こうしてもよいかな」などというふうに、自分の可能性が広がるのである。

もっとも「我慢強く、あきらめやすい、せっかち」な状況にある人には、「複数の可能性がある」

ことは「一つに絞りきれず、いいかげんな状態」にしか感じられないこともあるし、「自由」であることは「迷い」にしか感じられないこともある。そういう状況でのレッスンは、実に息苦しい。正直に言って、楽しくはない。それでもこういう状況（これも一種の「ばか」かもしれない）を「通過」することでしか前に進めないのであれば、甘んじてこの停滞に向かい合うべきであろう。もしもそれがただの「やせ我慢」（たいていの場合は「やせ我慢」すら通用しないほどしんどいので、時期が合わないクライアントはレッスンを自主的に中断するのだが、たまに「一旦始めたことを途中でやめるのは負けたようで嫌だ」という理由から耐えてレッスンを続行しようとするクライアントもいる）であるのなら、ここは一旦レッスンをやめるべきである。繰り返すようだが、レッスンをやめるのも、続けるのも、それ自体が目的なのではない。すべては「よりよい」方向に向かうための方法なのである。

レッスンの場だけで思うことではないかもしれないが、とりわけレッスンのなかで「じぶん」という存在の「頑固さ」「変わり難さ」に出会う人も少なくないかもしれない。時に自分で自分の「こだわりの強さ」にまいることもあるかもしれない。でもそれは、単に頑なに「頑固」なわけではない。「じぶん」を生きるのに、あるいはレッスンを進めるのに、むだにのろのろするのは嫌だけれども、さくさく進むことだけが「よいレッスン」というわけではない。善し悪しは別として、そうした「頑固さ」や「抵抗」もまた、「生きよう」という意欲というか、「生きている自分の存在」を肯定しようとする力なのだと思う。

「生きていること」を続けていると、病気になったり、疲れたり、けがをしたり、気持ちがくじけたりして「死にそう」「死にたい」と思うことはいろいろあるだろう。でも、それを理由に生物的な意味にしろ意欲的な意味にしろ「生きるのやめる」のは解決にならないことが多い。なぜなら「死ぬ」ほど苦しくて、「死んでほしい」「死なせたい」のは「自分自身」ではなく、今のこの事態であり、今自分が抱え持っている「リアリティ」だからである。

「はじめる」ことよりも「やめる」ことのほうが知恵と体力が要る。それが破壊や終末が目的ではなく「その先を続けていく」ための方法であるならば、なおさらである。しかも「終わり」と「始まり」は、ドラマのようにわかりやすく、大げさなBGMとともに訪れるようなものではない。クライアントのなかには、誰かがファンファーレをならして知らせてくれるまで自分の転機を待ち続けてしまう人がいる。それとてその人が決して変化に対して積極的に消極的だからではなく、変化に対して主体的に関わった経験があまりないからだという気がする。それは比喩に留まらず（たとえどんなに周囲が広々としていても）まさに「身動きが取れない」状態であろう。必要なときに、必要な行動が取れないのは、しんどい、必要なのは大きな変化ではない。必要なときに必要な分だけ「動ける」アビリティ（可動性）があればそれで十分なのである。

そういう意味で、私は役目を終えた「リアリティ」を葬る術を、生きているうちにきちんと身につけたほうがよいと思う。自分が死んでからでは遅すぎる。「葬る」だとか「死」などという言葉だけ聞いていると、あまり芳しくないイメージを抱く人もいるかもしれないが、新陳代謝のように、適宜

「死ぬ」ことをしなければ、生きることを続けられないのが人間なのだ。

「からだの使い方」が少々悪かろうと、死にはしない。生物的な意味で生きていくことに大きな影響はない。そういう意味で「よいからだの使い方」の獲得に苦しむ必要はない。「葛藤」に葛藤しそうになったら思い出してほしい。学ばなくても、身につかなくても、死ぬわけではないのだ。

でも「継続」の仕方について「固執」という方法しか思いつけなくなって、そのように生きていることが耐えることになっているのなら、考え直してみるチャンスだと思う。自分の「からだの使い方・使われ方」を考えることが、よりよい「日常《いきかた》」に通じるのなら、等身大に葛藤してみることを自分に許してあげてみてほしい。それはきっと無駄な時間つぶしではないと思う。

レッスン・ケース

レッスン・ケースの紹介にあたって

以下に紹介するレッスン・ケースは、レッスン・ケースのほんの一例です。レッスンの進行はあくまでその個人のものですので、誰もが同じ進み具合で改善にいたるわけではありませんが、「こういうことって、私にもあるな」とか「アレクサンダー・レッスンにはこういう可能性もあるのか」という観点から参考にしていただければ幸いです。

また、ケースを紹介するにあたりプライバシー保護に配慮する観点から、お名前は匿名、年齢は年代で紹介しています。また、ケースのタイトルにはそのクライアントがレッスンを受けるきっかけになった症状や、多くレッスンのテーマになった事柄をあげていますが、実際のレッスンでは個々のクライアントにそれ以外のことについてもレッスンを行っていることが多いです。紹介のためにある程度内容を割愛していることをご了承ください。なお、タイトルに使われている症状名は主に本人の訴えとともに、医師に診断された診断名を使用しています。

また、「スタジオK」のレッスンではアレクサンダー・レッスンとフローテーション・タンクを使用したセッションも行っており、一部のケースはタンクの併用がより効果的であった場合もあります。

1 「頭痛」と「からだの使い方」

●筋緊張性頭痛（Aさん　六十代女性　主婦）

いわゆる「頭痛」にはさまざまなタイプがありますが、そのなかでも多くの人がその習慣化に悩まされるのが筋緊張性頭痛です。文字通り、首や顔面、肩などの筋肉の過緊張が原因で定期的に、あるいはサイクルは不定期でも同じ症状が繰り返されるタイプの頭痛です。

Aさんは、長年ひどい頭痛に悩まされ、一旦頭痛が起こると二、三日寝込まなくてはならないのが常だったそうです。最初にレッスンにいらした際には、肩の筋肉の変形が大きいことが印象的でした。本人も、うすうすそのような筋肉の「使われ方」の状況と頭痛との因果関係を感じていたらしく、整体や整形外科にも行ったらしいのですが「治らない」と宣告され、その言葉にショックを受けてあきらめてしまったそうです。頭痛のほかにもひざの痛みやこむら返りなどもくせになっていることと、年齢的なこともあってか「健康」に関してはかなり疑心暗鬼状態で、こまめに病院で検査を受ける反面、「標準値」と呼ばれる数値から「一」単位血圧が違っていても心配でたまらなくなる、という状態でした。

幸いなことに、彼女の「疑心暗鬼」は「すなおさ」の裏返しだったので、自分の「からだ」の状況がわかれば、レッスンの経過はスムーズでした。首の位置や形などに関する誤認を説明しながら、それによる動作の違いを説明して、実際に動いてみたりしながら、その違いを感じてみてもらうと、非常に納得できるものがあったようです。何よりも私の目から見て「よかった」と思えることは、「もう頭痛におびえずにすむ」ようになったことです。うっかりと無理を押し通したりすると、そのことの自然な結果としてひざに痛みを感じたり、頭痛が起こったりすることは今でもありますが、それは「自分がどのように動いたからそうなったのか」彼女自身が把握していることなので、その結果におびえることなく、「あらら、またやっちゃったわ」と「笑えるような痛み」になっていきました。今ではもうほとんど頭痛で寝込むことはなくなりました。また、彼女の場合、「どのような状況」を「どのように考えてしまう」ことが、肉体的に筋肉の過緊張に「翻訳」されやすいかも、わかるようになってきました。彼女の場合、「常に人に気を使う」ことがくせになっていて、「気を使うべきか」「使わないでも大丈夫か」の判定ができない状態になっていたようでした。そして気を使うときには常に「最大級」（やれる限り）で「気を使い」、疲れると、それが他人に対する「不満」や「怒り」に変わるので、よけい疲れ果ててしまうようです。「気を使うサイズ」をわけ、それが「力の入れ方のサイズ」とどう関連しているかを学ぶことで、ずいぶん身も心も軽くなったようでした。

習慣性の頭痛としては、他にも生理の際に全身の筋肉痛的症状に伴って頭痛を感じるという人もいます。それについては「月経前症候群、月経痛、生理不順、生理が重い」の項（二三五頁）をご覧ください。

また、頭痛のなかには非常に重大な病気の症状であるものもあります。疑問を感じたら一度医師の診察を受けることも大切です。

2　「顎関節症《がくかんせつしょう》」と「からだの使い方」

●顎《あご》関節に関する誤解からくるもの（Bさん　二十代女性　会社員）

口を大きく開けようとすると引っかかるような感じになってうまく開けられなかったり、開けようとすると痛みが生じて開けられない、などの症状が発生するのが顎関節症です。私のところにレッスンにいらしている方のなかにも何人か「顎関節症」と診断された方がいらっしゃいますが、いずれも「歯科に行って大きく口を開けようとしたら痛くて開かなくて、顎関節症だと言われた」「ある日、食事をしていたら痛くてかめなくなった」など、本人としては「思いがけず、突然に」そのような症状に遭遇するためのショックが大きく、戸惑われることが多いようです。

「からだの使い方」の観点からこの症状を見たときに、最も典型的なのは「顎関節の位置と奥歯の位置を混同している」「口の開き方を誤解している」パターンです。

歯並びは、多くの方が思っているよりずっと前にあることが多いようです。これを読みながら自分の奥歯の位置を確認してもらえるとわかりやすいかもしれませんが、奥歯の位置は大体「目じりの下方」ぐらいのところにあります。つまりわれわれは「目より前」でものを噛んでいることになるのですが、多くの方がもっと後方の位置をイメージされているようです。顎の関節は、ちょうど耳の穴の前くらいにあります。これもそのあたりに手を当てながら口を開閉して確かめてもらえるとわかりやすいと思います。この位置を奥歯の位置だと勘違いされている方が意外に多いのです。なお、「口の開閉」は「下顎が動く」ことでしか作られない動きなのですが、上顎を動かそうとする人も少なくありません。また、歯並びの全長と、その外側の唇の長さは同一ではなく、動き方も違うものなのですが、「口の開閉」を骨格（顎と顎関節）の動きで考えるのではなく「唇の開閉」を見てとらえ、無意識に同一視していることも少なくないようです。

Bさんも最初「こんなことを相談してもよいのでしょうか」という風情で顎関節症のことを相談してきました。顎関節症は当人にとってはつらい症状を伴うものですが、かといって重大な疾患ではなく、外部からの治療も困難で、治すのはなかなか難しいことが多いようです。そこで、骨格模型を見せながら、改めて彼女に「口」「歯」「顎」をどこに、どのようにあると感じていたかを確かめてみてもらうと、「パペット（手袋のように手にはめて使う人形）のような感じに思っていた」とのことでした。つまり「口の開閉には、上顎と下顎の両方が動くと思っていた（実際は下顎のみ）」「口の幅と、歯の幅と、顎の長さは同じというイメージ」だったらしいのです。その誤解に気づき、顎の位置と奥歯の位置の違いに留意するようになってから、このトラブルは全く影をひそめてしまったとのことです。「顎の痛みが気になって、思いっきり笑うこともできなかったんですよ」と後日彼女は笑いながら話してくれました。

3　「肩こり」と「からだの使い方」

「肩こり」と呼ばれる症状は、多くの場合「病気」ではありませんが、経験者の多いわりに原因の特定が難しく、本人にとってはしつこくてつらい症状であることが多いものです。レッスンを受けに来られる人からも「肩こり」という訴えは最も多い症状の一つです。以下はそのなかのほんの数例ですが、参考になればと思い、紹介してみます。

●首の「使い方」に原因があるもの（Cさん　三十代女性　会社員）

首は、動かしているようで実は知らず知らずのうちに過剰に固定したまま動作を行っていることが多い部位のようです。右や左、上や下などを向く際に目に映る風景が変わると、首や顔あるいは頭部の向きも変えているような感覚になりやすいですが、実はそのような動作は首以外のところで動作を行っていることも少なくありません。腰や胸のあたりから動作を行っているのを「首で向きを変えている」と勘違いして認識していた人もいましたし、目だけを動かして「顔が向きを変えている」気持ちになっていた人もいました。そうした認識のもとに目を動かすと、首も連動しかすかに動くのですが、それは「ぶれ」（動かすべきではない動き）と勘違いして首に力を入れすぎていた人もいます。左右上下に方向転換をする際に動かすべき首の関節の位置を勘違いしているケースも多いです。

Cさんの場合も、デスクワークのなかでの「小さなロスの蓄積」が「肩が凝って吐き気がする」ほどの症状を引き起こしていました。

デスクワークや家事などの動作のなかでは、いかにも「動いている!」という感じの大きな動きこそ少ないものの「頻繁に小さな動きを繰り返す」ことによる運動（稼動）量は相当のものになります。こうした小さな動作の繰り返しほど、関節ではない位置などの「無理なところ」から動作を行うと疲れやコリというしつこい症状になりやすいのです。関節でない場所からの動きをそのまま維持しようとすると、他の関節をこわばらせたり、筋肉に力を入れて姿勢を維持するなどの「余分なつじつまあわせ」を余儀なくされることが多いのです。しかもインパクトとしては「動作している」認識が薄いので、原因の特定や症状の発覚が遅れることが多いのです。

彼女の肩こりの原因は複合的なものですが、最大の「勘違い」は「どこで首を動かしているか」が「思っている位置」と「動かしている位置」が大幅に違っていたことでした。こうしたことは彼女に限ったことではなく、比較的多いことです。そうであるにもかかわらず、発覚しにくいことでもあります。首の位置がわかっただけで、彼女の症状は劇的に変化しました。もう肩こりで吐き気を催すことはなくなり、たまに「こってるかな」という症状は出るそうですが、自分で原因も見当がつくようになり、対処する方法も見出せるようになりました。「とにかく、気分が軽いです」というコメントが何より力強く感じられました。

●肩関節の「使い方」に原因があるもの（Dさん　二十代男性　会社員）

趣味でバトミントンのサークルに入っているDさんは、日ごろから「肩こり」を始めとする自分の「こりやすい体質」を自覚していました。その原因を自分なりには「普段の生活がデスクワーク中心で運動不足のせい」と考えていたようで、そのこともあってバトミントンのサークルに入ったようです。サークル活動は楽しく、「動いているほうが調子がよい」という感覚がありつつも「筋肉痛になるのは当たり前」で、運動不足によると思われた肩こりの改善状況も今ひとつ、という状態でした。

レッスンに来られてすぐに、私は彼の肩のあたりのちょっと特殊な「使われ方」が気になりました。見かけの問題でいうなら、常に少し肩を上げながらすくめているような、そんな感じでした。彼にそう伝えてみると「まったく無自覚でした」と言いながら「こういう体型なんだと思っていました」ともおっしゃいました。そこで、彼がどこを肩関節だと思っているかを確かめてみると、実際の肩関節よりずっと内側を「そこ」だと思っており、それにより引き起こされ恒常化した「体型」だったようです。さらに「そこ」だと思っていた位置から腕を動かすことにより、反射的に首を縮めるような動作を頻繁に行っていたこともわかり、どうやらそれが「肩こり」の成立に一役買っていたようです。特にバトミントンの際に、頭上を飛んできたシャトルを打ち返す際に行う肩の動かし方を関節ではない位置から行っていたこともあとあと肩こりを始め、全身のこりや筋肉痛を作るのに役立っていたことがわかり、「あらまあ」と苦笑いをしていました。

最初は新しい（構造的にはもともとの）肩関節の位置感覚に戸惑っていましたが、「こんなに軽く動いてもしっかり動けるのか」（これまでは「しっかり」とは筋肉を収縮させて力を入れなければ不可能な安定感だと思っていたようです）という感覚が身についてくるうちに、肩こりのことは全く気にならない状態になったようです。

●目の「使い方」からくるもの（Eさん　四十代女性　主婦）

「前に進む」とか「前を向く」などの「前」は、具体的には何の「前」なのでしょうか。改めて考えたことがない人も多いと思いますが、これが意外に人によって違いがあるのです。

「前」（前方）という空間的方向を認識する際に、自分の身体のどの部分をメインに認識しているか……例えば、ある人は無意識に「鼻の前」あたりの線的なラインを「前」だと認識していて、前方に歩く際にも手を差し伸べる場合にも、何となく「そのライン上に」進むような動作を行っていました。それは全くの間違いでもないのですが、両手両足は実際には「そのライン上」に存在しているわけではないので、度が過ぎると動作中の姿勢の安定感がなくなったり、その不安定感を補正しようと余分な筋力を恒常的に使ってしまっていることもあります。

Eさんの場合は、両眼の視力の差に「前」認識の鍵がありました。右の目の視力がよく、それに比べて左の視力がよくない彼女は知らず知らずのうちに「右目で」ものを見るくせがあり、そのくせが「右目の前」が自分の「前」と認識して動作をするくせにつながっていたようなのです。ですから、彼女の感覚の世界では知らないうちに「右目」の下に「首」（背骨）があるような感覚が成立しており、そのために少し無理をした首や肩の使い方が恒常化していたのです。それが彼女の「疲れやすさ」や「肩こり」の大きな原因の一つになっていたのでした。

レッスンでの指摘は彼女にとって「考えるのも、聞くのも初めて」のことで「驚きの連続」とのことでしたが、同時に納得してもらえることもたくさんあったようで、レッスンのなかで少しずつ身体の位置感覚を確かめ、どういうときのどういう感覚が、われ知らずずれているときの感覚なのか、理解してくるにつれ、つらい症状は遠のいていきました。

何より印象的だったのが「私は、知らないうちに自分のからだを〈役に立つからだ〉と〈役に立たないからだ〉に分けて考えていて、思い通りに動かない部分を無視して生きてきたように思う」とおっしゃっていたことでした。「悪者じゃないんだ、無視しなくてもよいのだ」という感覚はとても「大きな解放感に感じられた」のだそうです。習慣的な痛みは、身体症状以上に深く本人の生活に関わっていることを改めて感じるコメントでした。

また、これは彼女のケースではありませんでしたが、知らず知らずのうちにどちらかの目で見る癖がついている場合、ものが十分立体的に見えていない場合も少なからずあるようです。両眼視を行っていない場合、もの自体は見えているのですが「ものとものとの距離」「関係」が読みづらくなるようで、それは動作にも影響しますが、記憶にも影響するようです。おそらくある種の過集中が解かれることで「見えているものが見えている」のではなく「見ているものが見えている」状況になりやすくなることで、「記憶力がよくなる」と感じられる状態になるようです。

◎歯列矯正をきっかけに発生した「肩こり」（Fさん　三十代女性　会社員）

しばしば歯列矯正などをしてひどい肩こりあるいは腰痛になってしまったという相談を受けることがあります。矯正を受けた患者さんの側から相談があることもあれば、その訴えを受けて歯科医師から相談が寄せられることもあります。

これは「矯正前」の歯並びによる噛み合せを行うための「からだの使い方」が「矯正後」もそのまま残ってしまうために起こることのようです。逆に、歯列矯正を行ったら長年の肩凝りや腰痛が治ったという人もいます。その場合は、歯列矯正による噛み合わせ方の変化に全身の「からだの使い方」が自然に連動して、うまく変化したケースでしょう。個人差があることとですが、表立って問題がなかった人でも矯正や手術などの状況の変化をきっかけに、それまでの「からだの使い方」の「連動性があまりうまくいっていなかった部分」が症状として表面化することがあります。本人としては思いもかけないことなので驚かれることも多いようです。

Fさんの場合も、歯列矯正という「いいこと」を行ったつもりなのに、思いがけずひどい肩こりに悩まされるようになったことにまずショックを受けておられたようです。歯科医師に相談したそうですが、その歯科医師もこうしたケースになれていなかったので、彼女からの訴えを「矯正技術に関するクレーム」と思ってしまったような経緯もあり「一体どこに相談したらいいのだ」という不安が大きかったようです。

彼女の最初の相談では単に「肩がこるのです」とのことでした。しかしお話をうかがっているうちにあまりにも「肩こり」に関する具体的な事項が少ないので、「どういう状況なのですか」とお聞きして「実は、関係あるのか自信がないのですが……」と歯列矯正の話をしてくださいました。彼女の自覚によると、「これまで肩こりになったことがない」ということでしたので、対処方法の見当がつかず、そうしたこともますます混乱してからだに余分な力が入り、肩こりになりやすいような「からだの使い方」を続けてしまったようです。

結果からいえば、解決はあっけないものでした。前述の「顎関節に関する誤解」と「首の位置に関する誤解」が非常に大きかっただけで、「顎関節」と「奥歯」と「首」の位置関係が理解されただけで症状は大幅に軽減されました。

「とにかくほっとした」というFさんは、ほっとした目で自分の状況を見てみると「意外に力任せに動いていました」というようなことにも自ら気がつくことができたようで、見違えるように表情が落ち着いて明るくなったことが印象的でした。

●「四十肩」「五十肩」（Gさん　四十代女性　看護師）

肩のトラブルとしては「四十肩」「五十肩」と呼ばれる症状があります。「肩こり」との違いは、「肩こり」は「こり感」がありながらも動かないという状況に至るほどではなく、いわゆる「肩こりになりやすい体質」と表現されるように、習慣化していることが多いのです。それに比べると「四十肩」「五十肩」の症状は一気にやってきます。突然、激痛を感じ、腕や肩を動かすことができなくなることがほとんどです。いわゆる「肩こり」を持っていた人も「四十肩」「五十肩」になりますが、これまで肩こりなどしたことがない人でもこの症状に見舞われることがあります。

発症や自覚のされ方は異なりますが、「肩こり」も「四十肩」も、これもここで紹介したような「使い方の勘違い」の長年にわたる蓄積で発症する症状です。できれば「四十肩」「五十肩」になる前に、「何か自分の動かし方は変だな」と思われたときにレッスンを受けてくださるほうが望ましいですが、発症後もレッスンによって良好な改善が認められていますので、必要があればアレクサンダー教師に相談してみてください。

Gさんは以前から「肩こり」を感じることはあったようですが「仕事が忙しいし、疲れているのだなあ」ぐらいにしか考えてこなかったようです。ところがある日、そんなに重くないガラス瓶を持とうとしたときに、突然肩が動かなくなり、痛くて動かせなくなってしまったそうです。外科に行くと「いわゆる、四十肩です」と診断され、薬と「四十肩改善のための体操」を処方されたようですが、回復は思わしくなく、「指示された体操すらできない」自分に自信を失っていました。

多くの「四十肩」「五十肩」のケースにもれず、彼女の症状の原因は完全に「長年のからだの使い方の誤解」によるものでした。肩関節の位置は完全に誤解されており、ほんの小さなものを持つのでも常に過剰な力が使われていました。実際に物を持ってみながらレッスンをしていても「ほんとうに、このくらいの力の入れ方で大丈夫なんですか」と、最初は信じられない様子でした。信じられないながらも「こっちのほうが、すごくらくですねえ」と驚いておられました。

例えば、階段を上り下りしているときに「もう一段あるはず」と思って踏み出した先にその段がなかったときに、ものすごく「変な感じ」がからだに生じるのを感じたことはないでしょうか。大いに「変な感じ」はするものの、意外にこけたりしないのも、また意外なことかもしれません。彼女のレッスンでの戸惑いは、それと似ているものだったかもしれません。

人間は経験的な予測に基づいて力の入れ方を決めて行動していることが多いのですが、その経験的な予想が著しく過剰な場合、自分で自分のからだを慢性的に過労状態に追いやっていることがあります。しかも慢性化するほどに自覚がしにくくなるという、悪循環も付きまといます。自分の「やる気」を本当に生かすためにも、適切な「からだの使い方」を学ぶことは有意義かもしれません。それは単に「さぼるため」や「らくをする」（働かない）のとは全く意味が違います。「看護師のくせに、四十肩になって、本当は情けなかったんです。そういう自分をどこかで認めたくなかった。でもひょっとしたらそれは〈働く〉と〈さぼる〉の二極でしか行動を考えてこなかったからかもしれない。自分の〈からだ〉を考えることができるようになって、何か気持ちも身体もらくになりました。やっぱり、私は今の仕事が好きですから、ちゃんと自分の〈からだ〉でがんばりたい」とGさんは話してくれました。

4 「呼吸」の問題と「からだの使い方」

●喘息（Hさん　二十代男性　学生）

個人差があることですが、呼吸や発声の問題で悩む人のなかには、「呼吸」と「からだ」（筋肉や骨格）の関係を著しく分離して、あるいはかい離させて考えていて、相互の関係が全く想像できない（あるいは考えたことがない）、という人がいます。呼吸活動は肺自体が空気を吸い込んだり吐き出したりするような「自発的な」ものではなく、肺の入っている胸郭（肋骨の内部）がその周囲の筋肉の働きで収縮したり拡張したりするのに合わせて行われる、きわめて「受動的な」ものです。つまり、呼吸に関わる胴体全体の筋肉の連携プレイがうまくいかなければ、いくら呼吸器と呼ばれる肺や気管や鼻や口に意識を集中したところで、あまりうまくいかないのです。

Hさんの場合も、喘息の発作が「いつ起こるかわからない」という不安感から、いつも筋肉を固め気味に使っている状況が恒常化していました。よく、「びっくりする」というような緊張状態を「息をのむ」と表現しますが、胴体の筋肉が緊張気味になると呼吸としては常に「息をのんでいる」かのような、軽い過換気状態になっていることがあり、そんな感じでした。わざと実験してみるとわかることですが、息を吸ったまま動作をしようとしても身体がこわばるような感じで、うまく動けない感じがしたりします。そうした感じを彼は「もともとからだが硬いからだ」と思っており、呼吸や呼吸に関する心理的な問題とは関連づけて考えたことはなかったようでした。

レッスンのなかで胴体全体の筋肉の状態や、呼吸に使っている筋肉のことを知ってもらい、喘息の発作の不安に見舞われたときには「試しに胴体を取り巻く筋肉のことを思い出してみて」とアドバイスしてみたところ、かなり効果的だったようです。これまで、息苦しさゆえに糸のように細いイメージだった気管が、実は思ったよりも立体感のあるものだと知ってもらうこと、肺の位置関係や筋肉との関係を知ってもらうことは、少なくとも余計な不安感を募らせずにすむことに貢献できるようです。いつのまにか、彼は喘息のことを口にしなくなり、とりあえず、トラブルとしての問題は去ったようでした。

●呼吸困難感（Iさん　二十代男性　学生）

ある資格試験に取り組んでいる最中のIさんは、机に向かうと呼吸が苦しくなり汗をかき始め、横にならなければ本を読むのも苦しい状態になってしまっていました。

そうした状況は「よくある受験ストレス」と、なかば「逃げ」のような評価をされることが（彼自身の認識も含めて）多かったようです。とはいえ、受験生のなかで受験勉強を「楽しい」と思える人のほうが少ないでしょう。楽しくなくても、あるいは苦難があっても、それを「受験勉強をしない」という選択のほうが「受験勉強をする」がゆえの苦難よりも大きい場合、納得して「苦しむ」ことを自分に許すべき状況もあります。

彼に限ったことではありませんが、「苦しいと思うこと」を「悪」のように価値づけしている人は少なくないようで、行動そのものよりも、その価値観によって苦しんでいる人もいます。彼もそのような心境にあったようで「自分で志望したことだから苦しいなんて思ってはいけないと思いすぎていた。受験を苦しいと思ってもいいのだ」と思えたことで、少し気がらくになった部分も大きかったようです。

「からだの使い方」という観点から見てみると、彼は極端に「すわる」ことが下手で、その軋轢《あつれき》が彼の場合は呼吸困難というかたちで認識されているようでした（同じような「からだの使い方」をしている人でも同じトラブルになるとは限らず、別の人はそれを「疲れやすい」と感じ、ある人は「腰痛」として感じたりすることがあります）。

彼の場合、本来しなやかなゴムのように働いて、呼吸と動作をサポートすべき腹筋群が「背骨の代わり」に使われており、それが呼吸困難になっていたのでした。そのことに気づいてもらうのは、容易な作業ではありませんでしたが（何しろ、長時間すわっていると苦しくなってしまい、レッスンとしてその動作にアプローチする時間を作ること自体が難しかったので）、少しずつ呼吸困難感と戦わなくてもすわれる状態になってきて、「どうしようもない状態」から脱することはできたようです。

5 「発声」の問題と「からだの使い方」

「声が出ない」「声がかすれる」「緊張すると咳が出て、話ができなくなる」「どもる」という症状でレッスンを希望される方は少なくありません。そのなかには声楽家の人もいれば（そういう場合「特定の音域やフレーズが出ない」という相談であることもあります）、特に職業として声を使っているわけではない方もおられますし、さまざまです。

多くの方に共通するのは、呼吸や声が通るルートを誤解して認識されていること、顎の開閉に対する誤解などです。発声のための呼気が通るルートを誤解していたために、無理やり声を前に押し出すような出し方が恒常化していたことが一因と思われる喉の炎症や、なかにはポリープができてしまった方もおられました。さらにほとんど全員の方に共通するのが、「声」と「からだ」とを関連づけて考えておらず、特に胴体全体に非常な緊張が恒常化しており、しかも無自覚であることが多いことです。たまたまこの過剰な緊張が現れたのが「声」というかたちであって、ほんとうはこの全身の筋肉の過緊張の恒常化のほうが問題なのではないかと思うほどです。しかし本人にとっては「声が出ない」ときにだけ自分の「異常」に気がつくというパターンになっており、しかも「出るはずの声が出ない」、あるいは「人前で、格好が悪いことをした」というショックのほうが大きく、冷静に状況を把握したことがないようです。

発声に関する問題の改善スピードは、なぜか非常に個人差があるようです。自分の身体認識の誤解を知ったことを機に、みるみる「声」が解放される人もいる一方で、身体機能自体の問題ではない部分が根深い場合もあります。「声」というかたちに現れてはいるけれども、それ自体の問題ではなく、ほかに何か「したくない」（けれどそのことを表明することができない）問題を抱えていることが多いようです。そうした場合、一旦「声」から離れて、ほかの身体状況について認識を深めてもらうことが全体の状況の回復につながることがあります。あせらずにレッスンを進めることが大切でしょう。

6　「腰痛」と「からだの使い方」

腰痛については多くのレッスン・ケースがありますが、その一部を紹介します。

●慢性的な腰痛・ぎっくり腰（Jさん　二十代女性　主婦）

彼女がレッスンにいらした直接の動機は、ぎっくり腰でした。彼女は結婚して間もない新米主婦さんでしたが、学生時代から腰痛に悩んでいたようでした。それにもかかわらず、ここまで何もしなかった（それで済んでいた）わけですが、レッスンを受けてみる気持ちになったのは二十代半ばにしてぎっくり腰になってしまったショックと、この先訪れるであろう妊娠・出産・育児を考えるとさらに不安になってしまったからでした。

ぎっくり腰になってしまった原因を聞いてみましたが「心あたりがない」「何も特別なことはしていない」との返事でした。長年の腰痛についてもなぜそうなるのか「心あたりがない」とのことでした。このように、自分の日常体験について「記憶喪失」になっているクライアントさんに会うのは「からだの使い方」を教える場ではめずらしいことではありません。しかし「わかりません」「そうですか」の応酬では手がかりがつかめませんし、何よりも、彼女はぎっくり腰になったことをきっかけに「日常動作」を怖がるようになってしまい、パニック寸前の非常な不安のなかにあったので、何か解決の糸口を見つけなくてはなりません。それで、ぎっくり腰になってしまったそのときに、「何も特別なことはしていない」とは「何をしていたことなのか」を詳しく聞いてみました。

彼女に限ったことではありませんが、クライアントのなかには自分の具合の悪さを認めたくなくて、自分が現に感じていることを隠ぺいしてしまう「くせ」を身につけてしまっている人がいます。痛くても「痛いはずなんかない」、つらくても「そんなはずない」と、自分の感受性に検閲をかけるのです。どうして「認めたくない」のかはいろいろですが、多くの場合「具合が悪いこと」（体調不良、気分が優れないこと、痛みがあること）や「わからない」を「いけないこと」「こわいこと」「能力の欠損」「（親や先生に）怒られる、嫌われる」ことと結びつけて捉えているからのようです。習慣性の痛みの場合、「具合の悪さ」やその理由の「わからなさ」は「情報の欠落」ではありえますが「能力の欠損」であることはむしろ少ないのです。ちょっと勇気を出して、自分が感じていることを感じてみるのは大事なことです。

彼女は、ぎっくり腰になってしまった瞬間、「洗濯をしていた」らしいのです。とはいえ、手でごしごし洗っていたわけではなく、洗濯かごの中の洗濯物を洗濯機に入れようとしていただけだったらしいのです。確かに一般的に見て「負担が大きい動作」というわけではないですし、彼女が「何もしていない」というのも無理はないのですが、さらに「どんなふうに？」と聞くと「こんなふうに」と実演してくれました。それを見て、私はやっと納得がいきました。確かに作業としては重労働ではないですが、その動作をこなすのにいちいちそれをやっていたら大変、というくらいつらいやり方を採用していたのです。「なぜその動きをつらいとも思わずに日常化できたのか」というのは自分の「からだの使い方」を自覚してからの彼女のコメントですが、気がつかないというのは時に怖いことです。でも人間の「からだ」は意外にタフなのかもしれません。

また、彼女のように「痛める」という「異常事態」発生の原因を「特別なイベント」に求める人は多いのですが、ある程度繰り返し同じ経験をしたなら発想を変えて、早めに「日常」を疑ったほうがよいでしょう。「痛み」や原因の「わからなさ」に不安になるのは自然な心情ですが、彼女のこの「タフさ」に、いくばくかの「感覚の繊細さ」が加わればとりあえず「怖いものなし」なのですから。

彼女にとっては、ここでの指導は今まで考えたこともないようなことの連続だったようですが、ひとまず不安や痛みは去り、体調は安定しました。

●椎間板ヘルニア（Kさん　三十代男性　会社員）

Kさんにとって腰痛は長年の持病でした。そうでありながらも切羽詰まるまで何もしてこなかったのは（日々の忙しさなどもありますが）「しかたがないこと」ととらえてきたからのようです。体格が大きいことに加え、学生時代にラグビーをやっていたことから「この痛みは学生時代の後遺症だ」と自分に思い込ませて、日々の痛みをなだめていたようです。

ところが、ある朝起きようとすると、もう身体が動かず息をするのも苦しい状態になっており、すぐさま病院に入院することになってしまったのです。診断は「椎間板ヘルニア」で、非常にきつい症状から判断して即手術というのが病院側の見解でした。しかし、あまりにも急な手術の決定に不安になったご家族が（ご家族は私のクライアントでした）私のところに電話をかけてこられ、それがご縁で退院後の彼のレッスンを引き受けることになったのです。

医師との話し合いの結果、手術はしなくてすむことになりました。しかし退院してきても、いつあの痛みが再発するかという不安があり、何をするにも皆目何をしてもよいのか、いけないのか、わからない状態で、彼の日常生活はフリーズ状態。早急な対処が必要と判断し、遠方にお住まいだったのですが、飛行機でさっそくこちらまで来ていただくことになりました。

結果から言うと、レッスンの経過は非常にスムーズでした。「目からうろこがごろごろ落ちた」とおっしゃっていましたが、彼の身体の傷め方はまさに「金属疲労」的なもので、ほんのささいな「からだの使い方」の誤認が彼の持ち前である「体力」や「がんばり強さ」が合わさると、人間ここまで身体を追い込めるのか……と感心する反面、レッスンに対する反応は最初から素直で前向きでした。彼の場合、「かがむ」とか「すわる」とか「あるく」といった動作のすべてをほとんど背中の一部の柔軟性だけでこなしていたことがわかり、しかも脚との連動がほとんど成立していなかったために、腰椎への負担が集中したようでした。膝や股関節の位置、腰の役割などにも誤解があり、しかも記憶をたどるとそれはラグビーを始めるはるか前、小学生時代からの「くせ」であったことも、わかってきました。

遠方からいらっしゃる場合は、集中した日程でレッスンを組む場合があるのですが、彼の場合もそうした地理的・時間的条件のほかに「とにかく、日常生活を最低のレベルで再開させられるくらいには〈からだ〉との信頼関係を取り戻さなくてはならない」という判断から三回程度の集中レッスンを組みました。あんなに恐る恐るだった椅子に腰掛ける動作も、その場でスルスルできるようになってしまったし、滞在中も目立った痛みはなく、その後も深刻な再発の報告はありません。

●すべり症、坐骨神経痛（Lさん　三十代女性　教師）

最初お会いしたとき、Lさんはコルセットで骨盤全体を覆った格好でした。腰痛は長年の持病で、ずいぶんいろいろな療法や体操などを試したそうですがどれもいまひとつで、唯一つ、彼女の症状を安定させてくれたのがこのコルセットと、そこで教えられた体操だったそうです。それ以来コルセットは彼女の「お守り」となり、「ないと不安になる」存在になったようです。「ないと不安になる」なら「あれば安心」なのかというと、必ずしもそうではなく、実は「あってもちょっと不安」なようで、それがそのままレッスンにいらした動機でした。「不安」なのは、ひとことで言うなら、安心できる根拠が自分自身にないからです。彼女は「コルセットをする」以外に自分が自分にできることがわからず、彼女のものの考え方は常に悲観的でした。一連のレッスンを通して、彼女は常に「どこがよくなったか」ではなく「ここがまだ痛い」ということしか口にしませんでした。

しかし改善は確実に見られ、身体認識の誤解を明らかにしていくことで、さまざまな動作が「不安なく」できるようになっていました。ただ、彼女の自覚の世界では「不安がない」というのは「感覚がない」のと同義語なので、よくよく自分の行動を思い出さないと「よくなっている」ことがわからないようでした。

例えば、あるときに「また腰が痛むのです」と血相を変えて訴えてくるので、お話を伺ってみると、どうやら二、三日前に腰痛のせいで長年あきらめていた水泳にトライしたらしいのです。どのくらい泳いだか、どんな感じで泳げたかなどを聞いてみた結果、どうやらこれは彼女が最も恐れている「また逆戻り」というのではなく、「久々にそれだけ泳いだなら、身体にいつもと違う感じを感じたり、疲れたりするのは当然」という範囲と考えたほうがよさそうなものでした。自分の症状の改善よりも、「不安」のほうに気をとられがちな彼女ですが、私が「これまでなら怖くて泳ごうとすら思わなかったのに、やってみたくなったのは、よくなってきたからこそではないか」と言ってみると

「あ、なるほど」とあっけにとられたような顔をなさっていました。身体そのものよりも、認識のく

せのほうがなかなか手ごわく、身体の変化について来づらいこともあります。コルセットはまだ彼女

にとって「お守り」であり、「これをはずすとお世話になった先生を裏切るような気がする」という

彼女ですが、まあ、ぼちぼちでしょう。「お守り」という名の、彼女の「鎧」であり「拘束具」であ

るものを外から剝ぎ取ることは、ただの「暴力」ですし、それは「学習」ではなく「服従」です。彼

女自身で踏み出せるまで待つことも、大事なレッスンなのです。

●側湾症（Mさん　二十代女性　自営業）

側湾症とは、先天的に脊柱にねじれや左右へのゆがみがある形成異常をいいます。さまざまなレベルがあり、見た目にも自覚症状にもほとんどわからないものもあれば、そうでないものもあります。なかには肩こりや腰痛などが慢性化し、動作のしにくさに悩まされることもあります。

実は、アレクサンダー教師のなかには自身の側湾症の問題へのアプローチがきっかけでアレクサンダー・テクニックを知り、教師になったという人が少なくないのです。ニューヨーク時代、私の同僚や教師のなかにも五人ほどそのような方がいらっしゃいました。そのなかの一人が「かつてこんなのを着けさせられたのよ」と、鎧のように頑丈なコルセットを見せてくれたことがありました。側湾症の治療には基本的に（？）「かたちをなおせば症状も治る」という考え方で、かたちの矯正から入ることが多いようです。それで状況が改善されたならよいのですが、なかにはかえって苦しむ人もいま

す。同僚は「コルセットは窮屈で痛いし、なんだか自分が情けなくなってしまって、外に出るのも嫌だったし、人目がすごく気になって、暗かったの」と笑いながら言っていました。今の彼女は背中を触らせてもらわない限り側湾症とはわからないほど動作が整い、腰痛や背中の痛みもほとんどないといいます。

アレクサンダー・レッスンによる側湾症へのアプローチは、外見上のゆがみを「まっすぐ」にすることが目的ではありません。その形状を生かせる「からだの使い方」をアドバイスすることによって、周辺の筋肉や関節にかかる余分な負担を軽減し、全体の動きを滑らかにすることが狙いです。そのことによってかえってゆがみも軽減され、「みため」も整うこともめずらしくありません。レッスンで側湾を「なくす」「なおす」ことはできませんが、「困らなくする」お手伝いは可能かと思います。

Mさんも小さい頃に側湾症と診断されて以来、「意識的に」自分の背骨とつき合ってきました。つまり、何かちょっとした動作をするときでも「これってゆがんで見えないかしら」とか「後で痛くならないかしら」と、俗に言う「腫れ物にさわる」ような、自分の身体のことでありながら、脊柱や側湾を「異物」のように感じてきたようでした。動作の仕方も「おとなしい」といえば聞こえがよいですが、「ちいさくなる」ような感じで、本人も「いつも自信がなくて、疲れる」とおっしゃっていました。

意識しすぎると、それしか意識できなくなるというのはよくあることです。彼女も脊柱や側湾に関係ないことまでも「これって、〈背骨〉（彼女のなかでは「側湾症」という意味）かしら」というふうに、すべてを気になることと関連づけて推し量るような感じになっていました。そこでレッスンでは、「脊柱にできること、できないこと」を実際に動作を行いながら指導し、「かたちではなく、内的感覚で自分の〈からだ〉を感じてみて、そのうえで鏡などで〈かたち〉をチェックしてみること」などを行い、並行してテーブルレッスンなどで身体や気持ちを休めつつ、全身の関連を知ってもらいました。その結果、「鍼に行っても、シップを貼ってもよくならない」と言っていた腰痛は去り、生理不順も改善されました。現在は結婚し、出産も経験しましたが「以前は背骨のことが心配で、出産なんて考えなかった。でも今は思わず無理をしても、自分で何をしているのかわかってきたから」と、より「気楽に」自分の「からだ」とつき合える関係になったようです。

7　「脚」のトラブルと「からだの使い方」

●膝の痛み、水がたまる（Nさん　三十代男性　ダンサー）

肉体を酷使する職業や趣味を持った人の身体的トラブルは安易に「しかたがないこと」「職業病」と言われがちですが、自分では何の手の打ちようもないわけではありません。むしろ、肉体を酷使することだからこそ、身体に対する自覚の有無がその後の明暗を大きく分けることがあるのです。

「職業病」という認識と矛盾するようですが、ダンスやスポーツなどを行っている人は、その身体能力の高さから「からだのことをわかっている」「強いから傷めない」かのようなイメージを周囲からもたれていることも少なくないようです。それは舞台の上や、フィールドでの活躍からの「印象」であり、見る側の素直な感想ではありますが、本当は少し違っていたりします。「強いはず」というイメージが本人にも影響を与え、「痛みや損傷があるのは弱いから」という誤った価値観を持ち、損傷がパターン化するまで放置する土壌を作ってしまうこともあります。

「からだの使い方」は、本人の「からだの使い方」の軌跡ですが、その成立には本人が身体や動作というものをどのように認識し、周囲からどのように認識されていると思っているか、という問題が深く関与しています。Nさんの場合もそうでした。最初にお会いしたときにはすでに膝を始め、腰や肩に習慣性の痛みがあり、外科や鍼などの治療に行ってもはかばかしい回復が見られない状態でした。そのためか気持ちも沈みがちで、人に対してもどこか懐疑的で攻撃的な態度をとってしまいがちになっていました。そして周囲の期待や「練習を休むともう取り戻せなくなるのではないか」という恐れの気持ちが、結果としてその状況を長引かせることに加担してしまったようです。

彼のほかにも「知るのが怖い」という理由でどうしようもない状態になるまで何らかの改善行為に踏み出せない人は少なくありません。しかし「何を」知るのが怖いのかを考えてみると、それは自分が「起こっているのではないかと想像する最悪のこと」であって、必ずしも「起こっていること」そのものではなく、事実は知ってみれば恐れるに足りないことはよくあります。彼の場合も、損傷の原因は膝関節や股関節だと思っていた位置が実際の身体部位の位置と著しく違っていたからなのですが、そのような状況が変えられず、存続が可能だった理由は、単純に身体的なものだけではありません。長年自分を縛り、自分が縛られていたものに対する「怨念」にも似た思いを整理するのに時間がかかりましたが、整理がつくにつれ、動作はしなやかになり、身体的な問題も「トラブル」というかたちで悩まないでよいものになってきました。

●O脚（Oさん　二十代女性　学生）

O脚を「コンプレックス」とする訴えは彼女のほかにもたくさん受けます。ただ、「O脚」を悩まれる方に往々としてあるのは、O脚にコンプレックスを持っているのではなく、コンプレックスがO脚と結びついているケースです。クライアントのなかでどちらの気持ちが主体なのかによって、レッスンの進み方は違ってきます。

よく冗談っぽく、私は「五秒でできるO脚講座」などといって、生まれつきの骨格に由来するものではなく、立ち方のくせによって「あっというまにO脚になれる方法」を教えることがあります。力の入れ方と関節の使い方などでみかけがO脚になってしまうことを私は「擬似O脚」と呼んだりしていますが、私がレッスンでお会いしたO脚に悩む人たちの多くはこの「擬似O脚」でした。「擬似O脚」を改善する道のりは他の部分の「からだの使い方」同様、少しずつ、確実に「使い方」を学ぶ必要がありますが、O脚がコンプレックスの場合、改善そのものは難しいことではありません。

Oさんの場合も、O脚は「擬似O脚」でした。膝の位置の誤認、そして「膝を伸ばす」ということが本来はどういうことなのかを誤解していたことから来るものでした。「擬似O脚」の典型的なパターンとしては、膝の過伸展があります。この場合、足をそろえて立った場合によくみると膝蓋骨（ひざがしら）が内向きになっているので、目安になるでしょう。彼女もこの立ち方をしていたためにO脚であると思い込んでいたようです。加えて、その立ち方によって足が疲れやすく、腰もだるくなりやすいという悩みもありました。レッスンを始めて、膝の位置や適切な曲げ伸ばしの仕方を教えると、最初彼女は「変な格好をしている感じ」がしてとても奇妙だったようです。過伸展した状態の膝を「まっすぐ」と思い込んでいたので、大腿骨（太もも）側と脛骨（すね）側で作られる膝関節の関節面の合い方が「まっすぐ」になると、感覚的には「膝が曲がっている」かのように感じられるからです。鏡を見たりして、何度も「感覚」と「状態」を確かめながら「立つ」「歩く」「座る」などの動きを自分はどのように行っているのかをみてもらっているうちに、徐々に違和感は解消され、腰や脚の痛みもなくなってきて、O脚の問題は解決したのでした。

「コンプレックスがO脚と結びついている」人は、たとえ口では「なおしたい」と言っていたとしても、なおる（変わる）ことを希望していないことがあります。自分が変わることは、「ステップアップ」のような明るいのりで受け止められることではなく、その人のなかでは「自己否定」につながることが多いからです（詳しくは二五七頁の「〈コンプレックス〉と〈からだの使い方〉」を参照してください）。

8 「足」と「からだの使い方」

●外反母趾（Pさん　五十代女性　主婦）

ハイヒールを履いて外出することが多いPさんは、前々から徐々に変形が激しくなる足の親指に悩んでいました。私が最初にお会いしたときには、親指はすっかり「くの字」型に曲がって隣の人差し指に親指の爪が食い込み、痛くて歩けない状況でした。

外反母趾は「病気」ではありません。かかる荷重に対応して、体重がかかる部分を骨が張り出すことで補強するという、いわば身体なりの「サバイバル術」なのです。とはいえ、無理を生き抜くための「非常手段」が「日常の動作」となるのはあまりに負担が大きいですし、外反母趾は非常に痛いものです。だからこそ改善すべきは「変形した親指」ではなく「体重のかかり方」です。一時的に親指の形を直しても、「使い方」が変わらなければ変形は繰り返されます。

外反母趾で苦しまれる方にありがちな「からだの使い方」は、「足（脚）全体」で分担してこなすべきことをほとんど「親指の付け根のみ」で行っているということです。そのため、姿勢は前のめりになり、他にも肩こりや腰痛、脚がつりやすい等の筋肉疲労が恒常化していることもめずらしくありません。足底の筋肉は体重を分散する柔軟性を失い、ふくらはぎの筋肉も常に引っ張られたような状態になっていて、滑らかな運動の連鎖を成立させる条件を失っていることが多いのです。

彼女の状況はまさにその典型でした。どのような連携プレイで「からだ」は運営されているか、彼女が場所を誤解している関節の部位や数などを明らかにして改善していくことで、まず、肩こりなどの周辺症状が減りました。変形してしまった足の親指は、形はいきなり元通りにはなりませんが、これ以上の外反は止まり、痛みも減ってきました。形が直りきらないことは今も気になさっていますが、気がつけば痛みを訴えることはもうなくなっていた、という状況です。

なお、海外では外反母趾は女性だけの専売特許的症状ではなく、男性がスニーカーをはいていて外反母趾になるケースが多くあります。私がアメリカで仕事をしていた頃、当初「どうしてこんなに男性の足の変形が多いのか」「どうして街に足の痛みを専門に治療するクリニックが多いのか」疑問に思っていました。細かいお話はここでは割愛しますが、このことからしても、外反母趾が「病気」ではなく、「ハイヒール」などの靴のせいでもなく、「使い方」の問題だということが理解していただきやすいかと思います。

◎偏平足（Qさん　二十代男性　ダンサー）

人間の骨格や筋肉は、その数やかたち、並び方などは共通したものですが、細かなところには物理的にも個性があります。同じ部位ならどなたの骨も筋肉もよく似ていますが、細かくは皆それぞれ自分だけの身体の形状を持っており、だからこそ刑事ドラマでよくあるような鑑識による「個人の特定」が人体の検証によって可能なのです。「特定」はその「かたち」からなされますが、何がその

「かたち」を作ったかは、先天的なものだけではなく、むしろ後天的な要素（生活の仕方）が強いのです。偏平足という症状も、「変えがたい」印象から「先天的なもの」というイメージが強いようですが、そうとは限りません。足の機能を理解し、自分の身体把握に矛盾や誤解がなかったかを明らかにすることによって偏平足が改善される例はいくつもあります。

Qさんの場合も、最初は「この足は仕方がない」「この足のせいで、爪先立ちやジャンプに苦労するのだ」と思い込んでいました。確かに、骨格的に「甲高」というわけではありませんでしたが、決して元からの偏平足ではなく、ダンスの訓練によって強化されてしまった偏平足でした。念のために書きますが、ダンスのレッスンが足に悪いとか、偏平足を作る、と言っているのではありません。「ものはやりよう」なのです。

ダンス・テクニックでは、日常動作で使うよりもはるかに繊細かつ激しく足を使います。難易度の高い超絶的なテクニックをマスターするために日々のレッスンがあるわけですが、だからこそ普段の「からだの使い方」と、ダンス・レッスンの仕方がポイントなのです。もしもテクニックがマスターできなかったり、体力的につらかったりするのは「(量的に) 努力が足りないから」とか「我慢が足りない」とだけ思っているとしたら、レッスンで得られるのは耐久力だけです。もちろん繰り返し練習しなくてはダンス・テクニックは「自分のもの」として洗練されませんが、根本的に「使い方」を誤解していることもあるのです。ただ耐えるだけではなく、自分の感じた違和感をヒントにする知性もダンサーには必要です。また、彼の場合はダンスを通して自分の偏平足を「問題視」したわけですが、（繰り返しますが）偏平足とダンスに直接の因果関係はなく、ダンスをしていない普段の「使い方」もまた、偏平足を作る「使い方」でした。その「使い方」を基にして、ダンスという難易度の高い動作を行っていたので、偏平足が促進されたのです。

彼も力が伝わる方向、関節の位置などを勘違いしていたことが判明し、体重をかけて屈伸しても土踏まずが下がることなく、らくで鮮やかなジャンプをすることが可能になっていきました。また、足の特定の場所にマメやタコができるのも「くせ」になっていたのですが、関節の使い方が変わり、体重の分散のされ方が変わってくると、タコやマメができにくくなったとも報告してくれました。

9　「不快症状」と「からだの使い方」

以下にご紹介するケースは、運動機能をつかさどる筋肉や骨格の「使い方」とは直接的な関係はないけれども、筋骨格的「からだの使い方」を整理・改善することの影響として、改善がみられたケースです。

●月経前症候群、月経痛、生理不順、生理が重い

これ自体は「疾患」とはいえませんが、大変つらい症状です。これらの症状は二十代の女性、出産経験のない女性に多いといわれており「ホルモンのバランスの変化が引き起こす女性特有の症状」と

定義されていますが、例えば子宮内膜症や子宮筋腫の症状の一つが月経痛といったかたちであらわれている場合もあるので、おかしいなと思ったら、早めに婦人科の診察を受けてみることをお勧めします。診察を受けても特に異常が認められない場合は、「頭痛」の項目で紹介したケースと同様に、「生理でないときも含めて、全体的に身体状況はどのように推移しているのか」という自分自身の「からだの使い方」のパターンが明らかになることで、改善の手助けができることがあります。

これまでの項目でも紹介したように、私のところへレッスンにいらっしゃる人はたいてい何らかの身体的問題と自覚される症状を持っていますが、初期段階で自覚されて来られるきっかけになるのは、「肩こり」「頭痛」「膝の痛み」などの症状や「特定の動作がしにくい」などの、運動や筋肉と関連の深い症状がほとんどです。しかしその症状がなぜ恒常化しているのかを調べていくと、それ以外の「からだの使い（使われ）方」が自ずと見えてきて、全体としてどのようなパターン（その人が「その人」であることの恒常性）を形成しているのかが見えてくることがあります。「からだの使い方」に伴う困難や困難感（痛みや不快感など）は、「過集中」（その行動をするに足りる以上の力を入れてしまったり、使ってしまったりしていて、しかもそのことに気がついていない状況）に由来することがほとんどです。

月経に伴う症状もまた、何らかの「過集中」によって症状が激しいもの（あるいは激しく知覚されやすい状態）になっている可能性が高いのです。

月経痛がひどく、出血量も不安定というある女性は、普段から知らず知らず腰のあたりを締め付けるような筋肉の「使い方」をしていました。腰、お尻と呼ばれるあたりは筋肉の量も多く、「からだの使い方」において最も誤解が多い部分でもありますが、特に女性でスタイルを気にされている場合は「力を入れていないと太るんではないか」という強迫観念や、「腰を引き上げる」「お尻を締める」などの誤解を生みやすい運動指示の言葉から、余分な力を入れることが習慣づけられていて、それが骨盤の外側から緩慢に内臓を圧迫したり、筋肉の自然な連動をさえぎってしまうことから血行が悪くなり、ホルモンバランスが安定しない一因にもなっているのではないかと思われます。

同じようなハードな腰の筋肉の「使い方」をしていても、その全員が生理で苦しむわけではなく、普段の腰痛というかたちでその「使い方」の結果が現れることもあります。また、痛みに対する身体的感受性の問題もあるようで、この女性の場合も「そういえば、普段から動きが硬く、疲れると腰に来ることが多い」らしいのですが、自覚的に因果関係を感じてはいなかったようです。彼女の場合、自分が「腰」という部分をどのように誤解していたかが明らかになっていくうちに、余分な力を使わずに動けることがわかってきて、いつのまにか、しかしはっきりと生理がつらくなくなったとのことです。

●冷え性、肌荒れ、アレルギー

アレクサンダーのレッスンでは、いわゆるスポーツなどの運動だけを「運動」と考えるのではなく、著しい方向転換や空間移動などの含まない動作（寝ている、座っているなど）で生じる「からだの動き」をも「運動」と認知してレッスンを進めます。実は、この「じっとしている」動作の際に「じっとしすぎない」というのは、激しく動き回るよりも難しい面があります。ゆっくりしたテンポで動いてみることや、「止まる」という動作を、その動作に必要な適切さで対応できず、「筋肉に急ブレーキをかける」以外の「使い方」でこなせていないという人が意外に多いのです。自動車を例にとって考えるとわかりやすいかもしれませんが、そういう動き方でも「止まる」ことはできますが、急発進と急ブレーキの連続だけでスピードと動きをコントロールしようとすると、燃料の消耗、機具の疲労も激しくなりますし、道路との接触部分であるタイヤの部分の摩擦ストレスも増大します。

私のところのレッスンで改善が認められた冷え性や肌荒れの改善ケースは、いずれも「動作の仕方」「からだの使い方」を改善することでおまけ的に（?）改善が認められたもので、決してそれ自体の改善を狙ったものではありませんでした。ただ、いずれのケースも「じっとしている」ことが極端に苦手で、「止まる」というと、息をも止める勢いで「筋肉を収縮させる」方法しか採用していない人だったことが印象的で、そのような「からだの使い方」が緩慢に新陳代謝や血行、酸素の供給状態に影響を与えていると考えることは決して不思議ではない気がします。

ある女性はエアロビクスのインストラクターで、大変仕事熱心で生徒からの信望も厚い反面、その「熱心さ」に囚われの身となりがちで、「職業病」と諦めていたしつこい筋肉痛や腰痛などに悩んでいました。レッスンを進めていくうちに、彼女の高い身体能力はバラエティに富んだ「からだの使い方」から引き出されたものではなく、むしろ、力任せにがんばる、という唯一つの方法によって維持されていたものであることがわかってきました。たった一つの方法でここまでのことをやりこなせたのは彼女の筋肉の強さと強い意思のなせる業、彼女の才能と評価もできますが、しかしこのままではどうしようもなく疲労や故障の問題が増大してきてしまいます。しかしそれは肉体的な問題であると同時に、本人の価値観やものの見方全体を揺るがす問題なので、肉体さえ変わればよいという問題ではなく、どのように身体というものを理解していたか、また理解していくかという心身両面にわたる問題ですので、それなりに時間をかける必要がありました。彼女は「使い方」が改善されることで身体の疲労が減り、動作がらくになることを喜びつつも、「では今までのことは何だったのだ」というふうに悲観的にこの変化を受け止めてしまってもおり、なかなか受け入れることができずにいました。

彼女が「使い方」という「習慣（自己）の変化」を少し受け入れられるきっかけになったのは、彼女の手荒れの改善の認知からでした。彼女は、夏でもあかぎれができるような、非常に肌が荒れやすい「体質」で、手足はいつもひんやりしていました。少なくとも、彼女はそれを「体質」という「先天的で、変えがたいもの」として認識してきました。しかし、レッスンを受けるうちに手荒れが軽くなってきていることに気がつき始めたのです。常に力が入っているような筋肉の使い方では、その筋肉を被う皮膚もまたある種の緊張状態に置かれ「何を触っても硬く、痛い」感じになっていました。彼女はそれを「荒れた皮膚のせい」と「そういう硬さを持った、物体のせい」と思ってきましたが、皮膚の内側の筋肉の使い方がやや柔らかなものになってくるうちに、ものの手触りが「硬い」だけの感触ではなく、さまざまな手触りが存在していることに気がつき始めたのです。そしてその手触りの変化は、「もの」が変わったのではなく、自分が変わったことによるものだということにも気がつくようになりました。彼女にとって「からだ」とは「筋肉」であり「からだの体験」とは「筋肉の収縮感」によってもたらされていたもので、「それ以外」の動かし方を認知することが難しかったのだと思います。

また、花粉症のあるクライアントは、アレクサンダー・レッスンを受け始めてから症状がうんと軽くなったそうです。花粉症自体はアレクサンダー・テクニックで治せる症状ではありませんが、アレクサンダー・レッスンで自分に合った「からだの使い方」を学ぶことで、「不快感の連鎖」を断ち切ることはできます。つまり、それまでその方が感じていた「花粉症の症状」のなかには「花粉症そのもの」によるものだけでなく、付随的にあるいは相乗効果的に引き起こされていた「花粉症とは別の不快症状」も含まれて感知されていることがあるのです。そのような場合、「からだの使い方」を学ぶことで、余分な「花粉症そのもの以外」の刺激要因に反応する機会が減るので、「花粉症にだけ」反応するようになり、そのことが「症状が軽くなった」と感じられるのです。それまでに過剰反応の要素が少なかった人に対しては「効果」はあまりないと思いますが、それでも私のところにきているクライアントの多くの花粉症患者が「よくなった」と言っているところをみると、知らないうちに過剰反応をしていることは多いのかもしれません。

10 「わたし」とのかかわり、「他者」とのかかわり

◉睡眠障害と「からだの使い方」

「睡眠障害」という言い方は聞きなれないかもしれませんが、いわゆる「不眠症」がその代表的なものです。しかし「眠れない」（入眠不安）ことだけが睡眠障害ではなく、「眠ってもすぐ目がさめてしまう」「手足がけいれんする」「こむらがえりが起きる」「朝起きたとき疲れている」「睡眠中に呼吸が乱れる」「定期的な悪夢に悩まされる」など、さまざまなものがあります。これらのことは、起きている昼間の生活の仕方と合わせて考えていくことで、レッスンを通して改善が可能です。上にあげた症状は、個人差はありますがレッスンを行って改善が認められたものです。

睡眠中はいわゆる「無意識」になりますから、その最中に意図的に自分の行動をチェックしたり改善したりすることは困難です。しかし、意識がある昼間の生活行動のなかでも「やっていないつもり」（しかしやっている）という、いわゆる「くせ」（無意識）の行動は存在しています。睡眠中は覚醒時よりも刺激に対する反応や感覚認知は穏やかになりますが、全く何も感じていないわけではなく、全く動かないわけでもありません。むしろ昼間より「無意識」の行動パターンに則って行動している可能性があるのです。そこでレッスンでは、睡眠中にはレッスンを行いませんが、「無意識」を知ることによって改善を期待します。これまでのレッスン・ケースでは、心地よい睡眠を得られない

人は「常々動作が〈意識的〉過ぎる」「自然な動作の流れに身を任せられない」という傾向が高いようです。「何かをする」ということをすべて「力を入れる」ことと「解釈」していてそのように行動しているので、恒常的に過緊張状態にあり、車で言えば「状況に応じた適切なギアチェンジができず、同じギアモードで走っている」ような状況といえます。

例えば、あるクライアントは「すぐ寝違える」「たっぷり寝たはずなのに、朝には身体がこわばっていて、疲れが取れない」ということに悩んでいました。「どうやら寝ているのに力が入っている」ということは薄々自覚していましたが、どうやって力を抜いていいのかわからずにいました。確かに寝ていて意識がない状態で力を抜くことを意図するのはとても難しいことです。しかし「意識がないのに力を入れることができている」ということは「無意識」（やっているつもりのない行動）にこそヒントがあると考えたほうが自然でしょう。レッスンでは、昼間起きていて行うような動作のなかで我知らず行っている「無意識の力み」（かなり頻繁に、かなり力を入れていたことが判明）を具体的に自覚し、それを改善していくことで「寝入りがスムーズになった」「ぐっすり眠れた感じがして、起きるときにつらくない」というふうに睡眠に充実感が出るようになりました。

またあるクライアントは「うまく寝入れない」「眠っても何かのきっかけですぐ起きてしまう」せいで、昼間も身体がだるく、いらいらし、そうした体力の低下から感情的にも悲観的になりやすい状態にありました。不眠が続くと発熱するのもパターンなので、とても消耗してしまうのです。この人の場合は、普段の動きのなかにも「連続性」が欠けがちで、関節や筋肉の機能に「身を任せて」動作してよいところを、アニメーションのセル画の一枚一枚のように「ポーズで切って動作を認識する」ことが認識の「くせ」になっているために（しかもそのような「くせ」があることに気がついていないので）、自然な眠気に「身を任せてよい」ところでも、不安になって「切って」しまうらしいのです。そこで「歩く」とか「椅子に座る」などの以降の動作の仕方を再検討することで、拘束的な意識で動作を完全コントロールしなくても「できている」ことを（知識としてではなく体験として）知ってもらい、不安を覚えず眠れるようになりました。

●摂食障害と「からだの使い方」

一般的に「過食症」「拒食症」などと呼ばれているのが「摂食障害」です。これらの症状はたまたま「食行動」としてその問題があらわれているものですが、「食」そのものが問題というわけではありません。大きくいえば「関係性と過集中の問題」といえると思います。摂食障害の症状をもつ人の多くは、人間関係のとり方に不安をもっており、自己評価が不安定で（低いことが多いが、同時に非常にプライドが高いことも）、自分がどのように評価されるのかに不安を抱いていることが多く、しかもそれに強いこだわりを抱いていることが多いようです。関係性への不安は誰もが抱いていて、他の依存症にも見られる傾向ですが、摂食障害と判断された人たちは何らかの理由（きっかけ）でその不安が「食」という行為と結びついています。「食べること」は人が生きていくうえで欠かせない行為であり、「ものを味わう」ことは体験と呼べる行為のなかでも最も肉体的にダイレクトで生々しい、リアルなものです。そのような行為が拒絶の対象となり、不安の対象になることは、ダイレクトに自分を認めがたいことでもあり、とてもつらい体験です。

私がお会いした摂食障害と診断された人たちはみな女性でしたが、彼女たちの「からだ」への意識は非常に「命令的」「管理的」で、まるで『アルプスの少女ハイジ』に出てくる「ロッテンマイヤーさん」か「教育ママ」のような対応であることが多かったのが印象的でした。自分に期待されている（と思っている）イメージに忠実すぎる傾向が強いようです。クライアントのなかには、自分の性別である「女性」という性別に与えられたイメージ（「女らしく」「かわいく」）、そのイメージに則って外から期待されることへの重圧に敏感であることで、より「期待に忠実すぎる」傾向が強調されているかもしれませんが、性別にのみ帰属する話ではないでしょう。

ともあれ、そのようなことから些細な動作をする際にも自分の身体が持っている機能を生かす（自発的にさせてあげたり、状況を汲みとって行動する、など）ことが自分に「許可」できず、力を入れて「命令」してしまうのです。そして「できた」ことに対して評価することはほとんどなく、常に「できないこと」に対してこだわり続ける傾向が強いです。また、摂食障害と同時並行で、対人関係に問題（依存的だが対人恐怖症的）があったり、自分が信用した人に対しても、自分自身と同じような対応に出てしまう（「アナタノタメヲオモッテヤッテイルノニ、ドウシテデキナイノ！ワカッテクレナイノ！」）ことで悩んだり、睡眠障害になりやすい傾向もあるようです。

レッスンを通してできることは、一見、摂食行動とは関係のない動作を通して、「どのような〈からだの使い方〉をしているのか」「それはどのような行動に見えるのか」などを認識し直してもらい、「どう見られるか、という呪縛」から少し自分を解放してあげる手助けです。多くの場合、摂食障害の傾向をもつクライアントは「不安」という感情に対して過敏で、思い浮かんだ不安感に対して即座に反応してしまうことが多いようです。例えば「明日の朝、起きられなくて、そのことから仕事に行きづらくなったらどうしよう」というようなことを、「思い浮かんだ今」というタイミングで悩む必要はないのですが、思い浮かんだそのときに悩んでしまうというようなことが多々あるようです。

このような「リアリティ」と「タイミング」のずれは「歩く」や「立つ」といった単純な動作のなかにも見られたりします。「起きられなかったらどうしよう」という不安も、本当に起きられなかったら困ることは確かなので、そう思うことに何ら間違いはありませんが、問題は「タイミング」と不安の「強度」です。一見、関係のないような立ちすわりに必要なタイミングと力加減を知ることを通して、「明日のことだから、今はこの程度気にかけておけば大丈夫」と思えるような、「適切な不安感」にサイズダウンしていければよいかと思います。非常に重度の状態にある方は、鏡に映る自分の姿を見てもそれが認知できず、「映っているはずの自分の姿」を鏡のなかに見てしまうといいますが、私のところにレッスンにいらしている方がたはそこまでではなく、鏡を使って自分の姿を確かめると（鏡を使うこと自体、嫌がられることが多いので、使用するタイミングが大切ですが）その姿を見たままに認知できる方がたでしたので、そのようにして「思っていること」と「していること」のギャップを埋めたりしていきます。

ただ、こうした傾向は、改善をあせっても効果的ではありませんので、どのアレクサンダー・レッスンでもそうですが、ことさら「楽しみながら、ゆっくり、確実に」レッスンを進めることが大事になります。改善し急がず、あせらずにレッスンを受けてみるほうが、かえって効果的だと思います。

「対人恐怖」や「霊的」過敏と「からだの使い方」

「対人恐怖」や「あがる」と呼ばれる状況は、誰か「他人」を目の前にしたときをきっかけに表面化しますが、その原因が「他人」にあるのかというと、そうとは言い切れません。特定の人物に「恐怖」や「あがる」という感じになるのであれば、「その人が原因」という部分もありますが、そうでない場合（そういう場合ですら）、「何を怖いと思っているのか」は「他人」に投影されているだけで、所在は「自分の中」にあることが多いのではないでしょうか。

例えば、あるクライアントの場合は「対人恐怖」感覚が強まると、交差点を渡ることができなくなっていました。また、狭い道で向かい側からきた人とすれ違うような際に「このまま直進するとぶつかる」とわかっていても「怖くて」よけることができずにぶつかってしまい萎縮する、というクライアントもいました。

「怖くてかたまってしまう」感じは、人前で発言をするときや舞台に立ったときにそれを感じる人もいます。彼らに「何が怖い感じがするのか」と聞いてみると、どうやら共通している感覚は「こちらに向かってこられることの恐怖」らしいのです。しかもその「こちら」が自分のいる「方向」ではなく、本人も気がつかないうちに「自分個人」であると認識していることです。交差点ですれ違う人たちが全員「自分めがけて」歩いてくる、と思ったら、それは誰だって恐怖です。よく「肩が当たった」「こっちを見た」ということでけんかになる、という話がありますが、あれも一種の「対人緊張」と言えるでしょう。それを「個人」に対する「他者」からの「攻撃」「侵食」あるいは何らかの「意図」「メッセージ」と受け取っているのですから、逐一「世界から見張られている」ようなものです。ただ、「動けなくなる」のと「けんかになる」のではリアクションが違うだけです。でも「動けない」ような恐怖がきわまると「キレて」暴力になることもあります。また、別のあるクライアントは、道を歩いていて「次の角を右に曲がらなくちゃ」というようなときに、実際に右に曲がらなくてはならない地点よりかなり前から「右、右」と思い続けて、その曲がり角に激突してしまう、というようなことが頻繁にあると言っていました。

そのような緊張状態にあるときの「からだ」（自己意識）は「からっぽ」であることが多いようです。目にする風景（対象）に「自分（主体）」が吸い取られて、「からだ」が存在しなくなっている感じといえるでしょうか。言葉で書くと非常に単純なのですが、恐怖に吸い取られそうになった瞬間に「自分の足はどこにあるのか」「背中はどこか」を思い出せるか否かで、運命が変わってしまうということがよくあります。「自分のからだ」を思い出せることで、まるでつき物が落ちたように、恐怖で固まるのではなく、怖いながらも少し「自分の動き」ができるようになったりします。

自らそれを望まずして、いわゆる「霊につかれやすい」という人のなかには、上記の「対人恐怖」でいうところの「〈からだ〉がなくなっている」人が多いようです。ひとつの典型的な傾向ですが、クライアントが「霊がとりついてくる」という身体部位は「そのクライアントが認識しにくい身体部位」だったりしていることが多いです。つまり本人の「からだの使い方」「からだの認識」のなかに欠落している身体部位が知らないうちに存在していて、「霊的に」具合が悪くなるときにその部位が存在を主張していることが多いのです。その存在を知り、「からだの使い方」が変わることで「霊の侵入」が止まることは、よく見られるケースです。特に職業的に（?）その必要や意思がなく「〈からだ〉がなくなりやすい」人は、俗に「霊的」と呼ばれる現象に過敏になり、不快な思いをされることが多いようです。

私のレッスンのなかでは、とりあえず、本当にそれが「霊現象」であるか否かとか、「霊的」であるから「異常」（ふつうではない）とか「霊的でない」から「正常」（?）というような分類の仕方はしません。「霊的」であろうとなかろうと、本人にとって「どのような体験なのか」という「リアリティ」が問題なのです。「対霊」であろうと「対人」であろうと「自分以外の存在と向かい合う際の、自己の在りよう」という意味では同じです。個人的な体験から言っても、「出会う霊」がすべて「こわいもの」という体験は「出会う人」がすべて「こわいひと」という体験に似て、対象の問題ではなく、その対象をどう見ているか、という「自分の問題」とまずとらえてみたほうが、かえってわかりやすいのではないかと思います。もちろん他の病気や症状と同じく、私の手におえない場合は別の専門家（精神科、外科、内科、霊能者など）のところに行くことをお勧めしていますが、今のところ、そういうケースは起こっていません。

ただ、今のところ、正面から「霊的な問題」をレッスンの動機として持ってこられたケースはなく、「あの、実は……」という感じで、レッスンにいらした直接の動機や理由とは別にこの話題が出てきたのが私が体験してきたケースです。正面からこの問題に取り組まれたい場合、私は適任ではないかもしれません。

◎「気」「チャクラ」「経絡」と「からだの使い方」

「からだ」とは、どうやら肉眼視できる範囲だけで捉えきれるものではないことは、経験上、古くから人間は理解していたようです。解剖学をはじめCTやレントゲン、顕微鏡のような器具を開発起用して、「からだ」を可視化し、人の目の前に再提示することで、よりわかりやすく「からだ」を理解しようとする「わかり方」の他にも、人間はさまざまな「からだ」の「わかり方」を体系化してきました。気功、東洋体育、東洋医学、瞑想などで使われる「気」「チャクラ」「経絡」と呼ばれるネットワーキングで感覚される「からだ」も、この「ひとのからだ」というものに向けられた「まなざし」の一つといえるでしょう。

私のレッスンを含めて、アレクサンダーのレッスンでは、骨格や筋肉といった解剖学的身体を「使って」、「からだの使い方」の問題を解き明かす手立てとすることが多いですが、それは決して

「解剖学が正しい知識だからこれを覚えなさい」という意味でそれを起用しているのではなく、「こういうからだの見方もあるんだけれど、これを見てあなたはどう思う？　共感したり、違和感を感じたりするところはある？」というふうに、「今のあなたが感じているからだ」というものを浮かび上がらせ、そこからよりよい改善の方向を見出すための、いわば「信頼できる方便」の一つとして提示しているに過ぎません。

解剖学的知識も、それだけで信頼できる知識体系ではありますが、「信頼する」ことと「丸覚え」「鵜呑み」にすることは似て非なる行動です。アレクサンダー・テクニックの創始者であったアレクサンダー氏は、決して最初から解剖学や人体構造、心理学に精通した人物ではありませんでしたが、自らの体験（「しようとしていること」と「実際に行ったこと」とのギャップ、「認識」と「行動」が生み出すギャップへの疑問）から「からだの使い方」という切り口で「ひと」（「からだ」）を見てみることを提案しました。彼は「ひと」を「psycho-physical organism as a whole」と表現していますが、「精神」という方面からだけ、「肉体」という方面からだけでは「ひとの存在」は割り切れるものではなく「それらのものが一つに合わさって運営されている存在」（私の意訳）という言い方をしています。自分の状況に疑問をもったとき、とりあえず、「精神」（こころ）とか「肉体」（身体・からだ）のどちらかにその問題を分類することで疑問を片づけるのではなく、「こころかからだかわからないけれど、何が起こっているのか」をみることから始めてみよう、というのが（少なくとも私が意図する）アレクサンダー・テクニックの視点です。

「からだの使い方」同様、「気」「チャクラ」「経絡」はそれ自体が目に見えるものではありません。しかし、「目に見えない」から、「見える」から信じられるとか、信じられないとかいうことが「信頼」の根拠ではないことは、経験的に理解しやすいことかと思います。「そういうもの」（考え方、見方）が「ある」と理解したほうが自分の「からだ」が理解しやすいと感じてきた「文化」と「歴史」が、その理解の仕方を信頼しうる体験をし、行動を目にしてきた「実績」がその体系（メソッド）を支えています。しかし同時に、メソッドに歴史があるほどに、まるでそれが「絶対的な存在」であるかのように誤解され、「プライマリー・コントロール」（アレクサンダーの用語）にしろ「気」や「経絡」といったものにしろ、それを自身の体験によって信頼するというよりも、「その名前」と「型」によって体験するに過ぎない事態が発生しやすいことも、残念ながら確かです。そこでまた展開されがちなのは、安易な「才能論」だったり「努力や練習が足りない」という話なのですが、私は、気功の一連の動作にしろ、クラシック・バレエや野球や陸上競技、茶道や華道にしろ、あらゆるもので語られている「型」（フォーム）を、「しなくてはならないこと」や一種の「制約」としてとらえ、その身をはめ込み従わせようとするのではなく、最もよいかたちで身体を動かしたその動きが自然とその「型」になっているような、「必然にして洗練」として実践可能な「動き」にすべきものだと考えています。つまり「型」を「しよう」とするのではなく、「どのような動き方をしたときに、どのような格好になっているか」を通して自分の「型」を洗練していくことが「わかりやすい」のではないかと思うのです。

私自身は主体（メイン）的には「気」「チャクラ」「経絡」などで自分の身体を感覚してはいませんが、クライアントとのレッスンを通して「ひょっとしてこれのこと？」という体験をすることはあります。また、気功やヨガをしているクライアントとのレッスンのなかで、クライアントが「ここに気が通りにくい」「チャクラが安定しない」と感じる動きやポーズをやってもらって、ポーズや動きにつけられた「名前」に頼らず「どのように何をしているのか」をみてもらい、「からだの使い方」として無理なことをしているところはないのかを検討したりします。そうして「からだの使い方」を整理してみると、「気」の流れが鮮明になり、全身がまとまるような感じになるのはそばで見ている私にもよくわかります。本人も「非常に動きやすく、感覚がさえる」「自分のからだがよく見える感じがする」「あたたかくなる」など感じるようです。

このように、「からだの使い方」も「気」も「経絡」「チャクラ」も矛盾するものではなく、一人の人間の「からだ」におこる「こと」として同時進行で存在し「流れる」もののようです。かえって混乱し、その「わかり方」をわかりにくくしてしまうのは、「精神」（こころ）と「肉体」（身体・からだ）」の「どちらか」（だけ）として考えようとするのと同じく、「気なのか経絡なのか」みたいに「名前で閉じ込めて」考えようとする「カテゴライズの呪い」にひっかかってしまうことのように思います。自分の「からだ」に起こっている「現象」としてとらえなおしてみると、かえってわかりやすくなることなのではないでしょうか。

◉「性格」「性別」「自己」と「からだの使い方」

「性格」や「性別」あるいは「自己」をも「変わらざるもの」として捉えられがちだと思います。確かに、「変動がめまぐるしい」ようなものではありませんが、しかしそれほど固定的なものではなく、きわめて「状況的」なものだという気がしています。

例えば、あるクライアントは「私は〈せっかち〉だと周りから言われることが多い」と言っていました。「あなたのやることは、みんな手早いんだけど、荒いよね」と言われることが多いらしいのです。本人はそれは自分の「せっかち」な性格がその行動を起こさせるのだから、「しかたがない」と思っていましたが何となく釈然としない感じもしていたようでした。そこで「からだの使い方」という観点で彼女の動きをみていくと、一連の動作を行う際の動作の認識がかなり「飛んでいる」ことがわかってきました。ちょうど、コマの飛んだフィルムやアニメを見たときに、そこに映っているものの動きが「とっぴ」で、それゆえに（「突然」という意味で）「早い」という印象を受け（与え）がちになるように、彼女の動作もまた「あいだが飛んでいる」ことがわかってきました。「飛んだ」ところを動作として連続させるために彼女はかなり筋力を使っていましたから、「あいだ」を認識できるようになることで余分な力を使わなくなり、動作はうんと滑らかでらくなものになっていきました。そしてそれを見た周りが「最近いらいらしていないみたい」「穏やかになったね」「ていねいになった」などと言うようになったそうです。周りの人は彼女の「何」を目撃して「何だ」と解釈していたのか、動作が性格を作るのか、性格が動作を作るのか……おそらくそれは一方通行の関係でもなければ、固定的なものでもないようです。ただ、本人が「そういう動き方」しか知らず、ゆえにそれしかできなければ、周囲の人間もそれしか目撃するチャンスがないので、「変えがたく、そういうもの」という印象を受けるのも、また自然なことなのかもしれません。自分の「性格」と呼ばれるものに「何となく」納得がいかない場合は、一度「からだの使い方」を再検討してみると、何か見えてくるかもしれません。

なお、単に「性格」と呼べる範囲ではなく、精神異常や異常性格と判断できる状態については、必ずしもアレクサンダーのレッスンがふさわしいとはいえません。医師の診断を受けたうえで、あるいは受けながらレッスンが可能かどうか判断しますが、双方の負担が大きいと判断した場合はレッスンをお断りすることもあります。

生物的な性別は一般的な意味で「変えがたい」と考えたほうがよいかもしれませんが、「女らしさ」「男らしさ」というものは性別によりながら性別そのものとは関係ないものです。自分の意思で「らしさ」を演出することもあるでしょうが（その必要性の是非と効果の有無は一旦おくとして）、上記の「性格」の問題と同様、自分の意図とはまた別のところで「他人が自分の行動の〈何〉を見て〈何だ〉と見なすか」にこの「らしさ」の問題は依存しています。そのように「みられる」自分は「これは本当に〈じぶん〉なのか」という感覚を抱く人は少なくないと思います。また、性的虐待、痴漢行為、過去の恋愛経験などから「その性別を持った自分」の受け入れ方、付き合い方に迷いを持っている人もいます。その他（あるいは延長線上の問題として）、今の自分の生物的性別に納得できない性同一性障害の方や同性愛者から相談を受けることがあります。

自分自身にとって「性格」「性別」「自己」が違和感を伴う「問題」として自分のなかに浮上するのは、自分の身が他人のなかに置かれていることを強く意識したときなのではないでしょうか。ひとりきりで生きてゆけるなら、自分の「性格」や「性別」「自己」などを問う必要もないことかもしれません。そういう意味で、これらは「わたしだけのわたし」の問題ではなく「社会的」な「わたし」の問題といえるでしょう。第5章で「〈わたし〉という名の状況」（一八〇頁）と書いたのは、そういう意味です。「わたし」というものは「わたし」だけで「わたし」になるのではなく、他者とのかかわりのなかで「私でいられる」（か否か）ということがこの場合「わたし」の「存在」の問題にかかわってくるのです。

これまでの場合、私のところにいらしたクライアントは「性格」や「性別」の問題を最初から主題として相談しにくるのではなく（電話やメールでの相談はその限りではありませんが）、「動きがつらい気がする」「腰痛や肩こりなどのこわばりがひどい」などの身体症状の相談から始まることが多いです。レッスンを進め、話を伺っているうちに、そのつらい症状が継続しうる背景（原因のひとつ?）として「性格」「性別」に関することが浮かび上がってくることが多く、特に「性別」に関することは「実は……」という感じでレッスンが始まってから話が始まることが多いのです。

個人的な体験談になりますが、私は学生の頃から周囲に同性愛者（男性・女性）の友人がいたせいか（そして彼らも自分の性的アイデンティティを明るく受け止めているほうだったので）、それ自体に「個性」以上の感覚を抱いたことはありません。しかし一般的にはマイノリティ（少数派）である（と思われている？）ことも事実で、それが情報の少なさゆえなのか、偏見的イメージなのかは定かではありませんが、他人とのかかわりのなかで「私が〈わたし〉で居づらい」思いをして苦しむ方はいます。自分を「守るため」に、ちょっとした嘘を（自分にも、他人にも）つくことが「くせ」になっているひともいます。それゆえ身体的にも、感情的にも「判断の基準」がわからなくなってしまうこともあるようですし、「守る」ためとはいえ、「うそつき」もやはりつらいようです。

「からだの使い方」という観点から、自分が「動きやすい」「心地よい」と感じる「動き方」（からだの使い方）を知ることで「ほんとは自分はどうしたいのか」という「自分の気持ち」が見えてくることもあります。レッスンを通してできることは、そういうことなのではないかと思っています。周囲の意識を変えることは難しいですが、自分の意識を変えることはできるかもしれません。やたらに「守り」に入ってその壁の厚さで自分が窒息しそうなのであれば、そうした意識が具体的にどのような動作に「翻訳」されているかを理解し、どのように守るべきか、どこを守るべきなのか、自分のなかで整理してみてから「そうしたいのか」を考えても遅くはないと思います。「自己」と深くかかわる問題だけに、短期間に簡単に、とはいきませんが、少しだけ葛藤する勇気を持ちつつ自分に考える時間をあげてみてはどうかと思っています。

●「コンプレックス」と「からだの使い方」

「O脚」についての項目でも少し紹介しましたが、アレクサンダー・レッスンで改善のお手伝いができるのは、ある状況をコンプレックスに感じている場合です。「自分の力ではどうしようもない」という感覚、絶望感や無力感がコンプレックスというかたちになっている場合に、少し違う角度からその状況を見つめなおすことで「自分にできること」がみつかるとコンプレックスは解消されることが多いのです。しかし、なかにはコンプレックスを感じ続けることが目的のような人もいて、言動とは裏腹に自分自身による改善を望んでいない人もいます。自分ではなく「誰か」に助けてほしい、救ってほしい、自分で自分の責任など持ちたくないという方の場合、レッスンで力になれることはあまりないと思います。

●虐待経験と「からだの使い方」

レッスンを受けに来られる方のなかには、過去に虐待を受けた経験を持つ方もいます。ただし、どのような体験を「虐待経験」と定義すべきかは、なかなか難しいところがあります。一般的に「虐待」とは「家庭内暴力」「幼児虐待」などと呼ばれる暴力経験が多いのですが、「からだ」（自覚と自意識）という観点からこの問題を捉える際に、ポイントになるのは「自覚」の問題です。一般的にみて「虐待」とまでは呼べない行為からも深く傷ついたり、「被害を受けた」と感じている人もいる一

ます。方で、かなりひどい体験をしていても、それをその時点では「ひどいこと」とは感じていない人もい

私のレッスンにいらっしゃる方で、このような問題に関与が考えられる方の多くは、対人緊張と自己信頼の問題から、動作が硬くなりがちで、そのことによって慢性的な疲れやこり感などを感じ、その改善のためにレッスンに来られます。最初から「実は……」と自分の身体状況とその体験のことを話す方もいれば、レッスンのなかで記憶が明らかになっていくこともあります。

ある女性は人前で落ち着いて行動ができないことや、そのことに伴う身体的な緊張からレッスンにやってこられました。礼儀正しさ、言語表現の正確さとは裏腹に、表情に乏しいところがありましたが、レッスンへの取り組みは前向きで、色々な話をしながらレッスンが進んでいました。

あるとき、彼女の肩に手を触れると、彼女はぼろぼろと泣き出したのです。彼女は、涙をこぼす自分自身に少なからず動揺したようですが、私の目には決して異常な状態ではなく、「何かがほころんだ」ような状態に見えたのでそのことを伝えると、泣きながらも落ち着いた声で虐待経験のことを話してくれました。泣き方を見ていると、虐待の経験を思い出して泣いているのではなく、それは過去のこととして対処できるだけの時間が彼女のなかで経過していると思われました。しかしそれに関連する「からだ」の問題が未整理で、泣くという行為はそれがまさしく「脱皮」のように切り替わった瞬間でもあったのでしょう。

身体に力を入れ続けることは、それ自体が防御であり、自分を守る作業でもありました。しかし、

たくさん力を入れれば自分の安全を保障できるというものでもありません。力を入れ続けることによる防御がその役割を終え、今までのやり方が今の自分には合わないと感じたとき、「からだの使い方」を学ぶことを通して今の自分が見えてくることがあります。

自分の現状が見えてくることで、自由になってくる人は少なくありません。しかし、だからこそ、トラウマティックな症状が現時進行形で続いている際にアレクサンダー・レッスンを受けることには配慮が必要だろうと考えます。「からだの使い方」を学ぶことは身体的・物理的な動作だけではなく「今の自分の状況」について考え学ぶ時間でもあるからです。レッスンは、「癒し」ではなく学習です。自己に対峙するタイミングについてはあせらないほうがよいでしょう。

●動物とのかかわりと「からだの使い方」

アレクサンダー氏は幼い頃から乗馬に親しんだ人物だったようで、彼のレッスンのなかにはしばしば乗馬についてのアドバイスも登場したそうです。そのためか、「からだの使い方」を学ぶことと乗馬との関係は、欧米ではわりと知られた話となっています。欧米のアレクサンダー教師のなかには「乗馬専門」の教師もおり、私のニューヨークの教授のなかにもレッスン場に木製の馬体を用意している人がいました。

乗馬をするうえで、アレクサンダー・テクニックのレッスンから期待できることは、馬と人間という二つの生き物の重心と力を有効に生かして一つの動きを作り上げる、その加減をつかむことかと思います。人間より大きなからだをもつ馬を操るためについ過大な力を使いがちですが、それは馬に負担をかけるばかりか、自分のからだにも過剰な疲労と負担をかけ、馬と人間との間のコミュニケーションをも妨げてしまいます。誰しも不必要に強い力で身体に触れられれば、「何をしたくて触れられているのか」という「行為」の意味よりもその「接触の強さ」、つまり「押されている」とか「痛い」という「感覚」のほうに注意を奪われやすくなるでしょう。馬と人間との間でも同じことが起こり得るのです。

乗馬のみを目的とし、馬場でレッスンを行うケースも稀にありますが、そのような場合でもまずレッスンを受けなくてはならないのは馬ではなく人間のほうです。まず人間が、自分自身のからだをどのように支え、動かし、どのような時にどの程度の力を使うべきなのかを学ぶのです。それを受けて、馬の反応も変わってくることでしょう。

こうしたことは馬に対してだけではありません。正式にそれをレッスンのテーマとして行ったわけではありませんが、レッスンを受けるようになって犬や猫とのかかわり方がスムーズになったというクライアントは少なくありません。うまく抱けるようになったとか、これまではなでようとしてもよけられていたのがそうではなくなったり、という報告が多いです。人間がある行動をとるのに適切な力の入れ方や使い方をしている場合、その様子は「リラックスしている」とか「ゆったりして、落ち着いている」ものになります。それが動物に余計な警戒心を抱かせない原因になっているのかもしれません。

動物もまた人間と同じように「hands-on」(手で触れる)による「direction」(からだの使い方の方向づけ)を理解できるのではないか、ということは体験談としてよく言われることです。正確には「理解していないとは言い切れない」というべきでしょうか。例えば、アメリカで同僚だったアレクサンダー教師が、事故で前足を損傷してしまった猫に手を添えて「からだの使い方」を指導したら、びっこをひかなくなったなどという話もあります。私も、飼い犬が先天性の股関節の障害で歩行が不安定になり、脚をかばうために前足を過剰に緊張させる癖がついてしまったようなので、「ここはらくにしていいからねー」などと言いながら犬をなでることを繰り返していたら、歩行が安定した、ということがありました。しかしそれがアレクサンダー・テクニックによるものなのか、それとも「飼い主の愛情」というべきものなのか、それともただ自然に治ったのか、よくわかりません。手を触れていたときに「このとき、どんな感じだった?」と言葉で確かめることは不可能ですから。人間と動物の関係においては、「飼い主」という「信頼できる人間」がたまたまアレクサンダー・テクニックという「特技」を持っていただけのことなのかもしれません。

11　年齢や身体状況によるレッスン

●妊婦、新米お母さんへのレッスン

妊娠は祝福される出来事であり、妊娠中の女性自身もハッピーと感じる体験ですが、一方で自分の

からだにこれまでにない劇的な変化が起こり、生活パターンや動作の仕方が変わるという意味では、病気やけがと同じくらい衝撃的な出来事かもしれません。妊娠としては「正常」でも、これまでの自分の日常パターンからすると「異常」なくらい体重が増えたり、体調が変化したり、感覚が変化したり、驚くような体験が次から次へと待っています。そうした変化そのものは「自然」なことですが、その変化にどのように対応できるかによって、心身の負担やハッピーさは変わってきます。

私のところにいらしている妊婦さんは、妊娠（結婚）前からレッスンにいらしている方が（たまたま）ほとんどで、そのなかには腰痛や側湾症などがあるのでずいぶん妊娠・出産に不安を持っていらした方もいましたが、「自分のからだを知っていること」が助けになったようです。そうでなくても妊娠中は腰痛や肩こりなどが生じやすいのですが、レッスンを受けていると、痛みや違和感を感じても「どうして、どういう傾向がもとで」そうなるのか、自分なりに把握できているので、「何に気をつければよいのか」がある程度判断でき、余計な不安が少なくてすむ、ということが大きいようです。なかには「いきむのがうまい」とほめられた方もいたようです。産婦人科の看護師さんいわく「最近のお母さんは、「いきんで」と言っても力を入れて筋肉を閉めてしまうだけで、赤ちゃんを送り出す力として「力を入れる」ことができない人もいます。でも、ちゃんと力の入れ方がわかっておられますね」と言われたそうです。

また、小さなお子さんをもたれると今までよりずっと腰をかがめたり、下を向いたりして行う動作が増加します。それをいちいち（知らず知らずとはいえ）身体を圧縮するような勢いで行っていたら本当に身が持ちません。自分の関節を生かして使い、姿勢を変えることを知っておくと、ずいぶんらくのようです。かわいい赤ちゃんのためですから、いちいち自分の身体を意識せず、夢中で熱心に作業されることも、心情としては応援しますが、本当にそれをそのまま日常動作にしてしまうと、心身ともに疲れるほうが早く、いらいらしてきて、それが赤ちゃんにも影響することもあります。神経質になる必要はありませんが、少し「からだ」のことを知っておくと、毎日の作業だけに違いは大きいものです。

レッスンには、お母さんだけ来てもらうときもあれば、お子さん同伴で来てもらう場合もあります。なかにはお母さんの姿勢がお母さんにとって立ちやすくらくなものに変わっただけで、抱かれていたお子さんがぴたっと泣き止んだりしたこともあります。「からだの使い方」がそのままお互いのコミュニケーションになるというのは、指導する側としてもちょっと嬉しいことです。

●高齢者へのレッスン

「年をとっているから（治らない、わからない、変わらないのでは）……」という理由で、レッスンを受けることをためらわれる方もいます。その不安は理解できますが、問題は「年齢」というよりも「認識の柔軟性」で、それは必ずしも「年齢」とイコールではないようです。長年、同じ「からだの使い方」をされてきた方であれば、おいそれとそれを変えることができないのではないか、と考えるのはある意味で自然なことですが、だからといって「変えられない」わけではありません。何より

「自分にできること」を知ることは年齢に関係なくそのまま自分の自信になり喜びになるのではないのでしょうか。無理して「がんばって」元気よくするのではなく、自然にいきいきできるような、その方に合ったレッスンの進め方を検討してみることのほうが現実的かと考えます。

現在、私のところへ継続的にレッスンにいらしている方の最高齢者はいずれも八十歳代の方で、全員たまたま女性です。そのうちのお一人は、いわゆる「腰が曲がった」方で、それが非常に深刻な状態でした。最初にお会いしたときには、肋骨と骨盤がぶつかっていて、痛みがひどい状態でした。痛みも問題ですが、この状況では「かがむ」「屈伸する」などの動きが困難で、階段の上り下り、トイレなどでもずいぶん苦労され、日常動作が非常にしにくいことも問題でした。また腰の影響で腕が上がらないという症状もありました。あまりの苦しさから一時は骨盤と肋骨を離す外科手術も考えられたそうですが、高齢の身にメスを入れることのリスクを考えて、医師から手術を断られたそうです。

正直に申し上げて、最初にお会いしたときは私に何ができるのか、自分でも疑問でした。疑問を抱いた理由はクライアント側と全く同じで、「このお歳で、新しい考え方を無理なく受け入れられるだろうか」「筋肉や骨にはそれに対応する十分な対応力があるだろうか」ということでした。しかし、いざレッスンを開始してみると、その心配は解消されました。彼女の腰の「くせ」は非常に強いものの、筋肉が固まって全く動かないというような状態ではありませんでした。レッスンへの反応も「何だかよくわからないけれど……」とおっしゃりつつ、「とても気持ちがよくて、らく」という好感触なものでした。外を出歩くことが大変なのでレッスンのペースは月に一度というものですが、確実に改善され、今では階段も「一歩ずつ」（出した足にもう一方の足をそろえながらあがる）ではなく「交互に」足を出して登れるようになり、「どうしてできなかったのかわからない」とおっしゃるほど自然に動けるようになりました。しゃがむ動作も苦労はあるものの、安定してきて、和式トイレの使用も問題がなくなりました。曲がっていた腰も少しずつ伸びてきました。腕は完全に回復し、もう上がらないなどということはなくなっています。「周囲の人間も、自分自身も、もう年齢とともに悪くなっていくことしか考えていなかった。でも、自分でどんどん動けるようになって、嬉しい」とおっしゃるのを聞くのは、私としてもとても嬉しいことです。

痴呆症状のある方もいらしています。ほとんど車椅子から立ち上がらない生活ですが、全く立てないというわけでもないので、「動く」ということに対する億劫さや恐怖心を極力和らげる、というのがレッスンの主な目的です。痴呆症状のある方と接したことのある方は覚えがあると思いますが、彼らは「握る」とか「つかむ」という筋肉を収縮・緊張させる力は驚くほど強かったりします。そのような「筋力や体力がある」という意味では喜ばしいことなのかもしれませんが、あまりに一方向にしか使われていないことが行動を困難にしているといえます。立てなくなったり、歩けなくなったりするのは「力が弱くなったから」というよりも「力の適切な分散が効かなくなり、一極集中になっている」と考えるほうが現実にかなっているでしょう。ですから、レッスンではなるべく動作への恐怖心を解消するようにしながら、同じ動作をくりかえし行うことが多いです。立ち座りなどの「移行」動作は、いわば「立っている」ときのバランスを適切に崩さなくては「座る」方向に導けないわけですから、力を入れすぎることで移動しずらくなった身体のバランスを「適切に崩す」のが目的です。改善のペースはゆっくりですが、それでもレッスンの後三日間ぐらいは家族に頼らず喜々として「自分でやれる動き」は自主的にやっていらっしゃるようです。魔法のように一夜にして問題をなくする、ということはできませんが、繰り返しを恐れず、一つ一つ進めていくことで、彼女が最後まで彼女らしく生きることのお手伝いができればと私は思っています。

ご本人にも、ご家族にも申し上げることですが、とにかく急がずあせらず、「できない」ことにいらだつよりも「できた」ことを一つ一つ喜びながら動作を試してみる（成功を狙いすぎず、あくまでも「試す」感覚で）というのが大事なことです。

◉幼年者へのレッスン

アレクサンダー・テクニックは、イギリスでは幼稚園のワークにも取り入れられたりしていますし、幼年者でも受けていただけます。私のところでメインのクライアントとしてレッスンをしているクライアントで最年少の方は二歳です。幼年者の場合、自らの意思でレッスンに来るわけではなく（当然ながら）、ご両親など保護者が連れていらっしゃいます。つまり、彼らがレッスンに来るきっかけは「親の目から見て気になることがある」場合です。こちらのケースでは年少者のクライアントは障害者であることが多いのですが、バレエを習っている小学生もいますし、いろいろです。

彼らとのレッスンは、はた目にはまったく「お遊び」だと思います。ジムナステック・ボールを積極的に使ったりしながら、けっこうこちらも一緒に暴れます。しかし、もちろんそれ自体がレッスンの目的ではなく、遊びのなかで楽しみながら「できるかなあ」と思えるような動きにチャレンジしてみることで、彼らなりに「動き」を考えてもらうことが目的です。「できない」ことを「欠点」と決めつけず「何が起こっているのかなあ」と興味を持ってもらうことが大事なのです。意外に思われるかもしれませんが、大人より彼らのほうがレッスン室の置いてある骨格模型に積極的に興味を示し、どんどん質問してくることが多いです。「どうしてこの骨はこんな形なの？」「この骨、僕のなかのどこにあるの？」など、質問の内容も「いいところを突いてくる」感じで、大人より真剣だったりします。

彼らは当然、保護者に連れられてレッスンに来るわけですが、ご両親に説明することは「直しません」ということです。「こうしなさい」「これはだめ」という言葉でいたずらに劣等感を刺激することなく、「どうできるか」「もっとどうできるか」と「からだ」に対する好奇心をもってもらうことが最も効率的な改善策です。ですから、本人がまだレッスンを怖がるような状態だったり、保護者の態度が強制（矯正）的過ぎる場合は、レッスンをお断りすることがあります。

また、幼年者の生活は、その親の生活と切り離して考えることはできません。彼らの「からだの使い方」は、ときに驚くほど「両親のコピー」です。子どもにとっては、親の身振りが「この世のスタンダード」なので、力の入れ具合などもそのままをしていて、それが問題の原因になっていることも少なくありません。子どもさんの身体には機能的には何の問題もなくても、コピーした「使い方」が問題であることはこれまで非常に多かったことです。そういう場合、ご両親にも自分の「からだの使い方」を自覚してもらうほうが望ましいのですが、「寝耳に水」という感じで理解に戸惑われる方も多いのが現実です。レッスンを進めていくうえで、もっとも望ましくないのは、ご家族（保護者）がレッスンに対して誤った認識（不安）を抱かれることです。ご両親の「からだの使い方」に言及するのは決してご両親を非難しているわけではなく、起こりうる自然な「影響力」として言及しているだけです。レッスンの目的は、本人や関係者を「改造」することではなく、もっているものを「生かす」ことです。そのことを理解していただきつつ、疑問があれば話し合いながらレッスンを進めていくことが大切でしょう。

例えば、ある聴覚障害者の三歳のお子さん（男児）のケースですが、「腕力が弱いみたい」ということでレッスンにいらしたことがありました。ものを持ち上げる際に、手からぽろっと落としてしまうことがあるそうなのです。聴覚障害がある場合、バランス感覚をつかさどる三半規管（耳の中にある器官）にも影響が及んでいる場合があり「ひょっとしたら、姿勢のバランスや、両手にどれだけ力が入っているのかバランスが感知できていないのでは」と心配されたようなのでした。しかし実際にあってみると、その男の子は元気いっぱい、バランス感覚も抜群で、カンフーのように片足を高く上げたままのポーズで、弾んだボールを蹴ろうと待ち構えていたりしました。そこでさらによく見てみると、彼は物をつかむ際に欠かさず「まず肩を強く狭める」ことをしていることがわかってきました。実はこれは彼の母親の「からだの使い方（くせ）」でした。彼の母親はいわゆるひどい「猫背」

で、しかもそのことに全く自覚のない方だったのです。彼はそれを忠実にコピーしていただけでした。わざと「実験」してみるとわかることですが、強く肩を狭めて手のひらを「ぐー」「ぱー」してみると、肩を狭めないときよりも小指に力が入りにくくはずれやすいことがわかるかと思います。彼が物を落としてしまう原因はこれでした。大人の場合、総合的に筋力があるので、そのような「使い方」でも物を落とすことはありませんが、三歳児の筋力では「使い方」による握力の違いが表面化しやすかったのでしょう。彼の肩関節には特に損傷はなく、狭めなくても物をつかむことができることもわかりましたが、そのように説明しても母親の戸惑いは大きかったようです（無理もないことですが）。

障害者のご両親に限ったことではありませんが、親は、ときに何もかもを自分で背負い込んでしまわれることがあります。保護者の影響が子どもにとって大きいものであることは当然のことで、しかもすべてが悪い影響というわけではなく、伝えるべきこともあるのです。しかしなかには「よくない影響」だけ「自分のせい」のように考えてしまう人もいます。どちらかというと、特に障害者の親にはそういう傾向が強いことがあり、彼女（母親）も事実以上に自分を責めるようなニュアンスで受け止めてしまったのかもしれません。とりあえず、最も心配されたバランス感覚の異常でないこともわかったので、レッスンを打ち切られました。ですからその後のことは私には情報がないのですが、連絡がないことが「よい知らせ」であることを願っている次第です。

子どもはいつまでも子どもというわけではなく、どんどん成長していきます。その成長にしたがって親以外の人物とも交流をもつようになりますし、そのなかで良くも悪くも親の行動が「世界のスタンダード」ではなくなってきます。おとなの「コピー」から「自分のやり方」へと「使い方」を確立して心身ともに自立していくのです。ですから自らの意思でレッスンの継続や中止を決められる大人の個人レッスンとは違い、親の意思がレッスンを受ける当事者の意思決定において大きいうちは、それほどレッスンを「続ける」ことを重視しなくてもよいと思います。続けるからこそ伝えられることもありますが、自ら作り上げていくことがらの量もスピードも著しいのが、子ども時代の「体験」です。その自主性を優先するほうが適切であることもあります。「がんばってレッスンを続ける」のではなく、「楽しい」と思える範囲で「ぼちぼち」学ぶことを重視するほうが、かえって身につくレッスンになります。そしてまた自分が「おとな」になったときにまだ興味があったなら、レッスンに来てくれるといいな、と思っています。

●身体障害者へのレッスン

「障害」は「病」ではありません。「病」のように一時的なものではなく、「そういう身体状況」と考えたほうがよいものです。ですから、厳しいことを言うようですが、（いわゆる）健常者と同じ運動レベルになることを最終目標として望むのは無謀です。と、最初にレッスンを受ける際に私ははっきりクライアントとご家族に申し上げることがあります。ただし、「自分でない人間」になることはできませんが、「よりよい状態」になることには希望が持てます。自分が「できない」と思っていることがすべて「障害のせいでできないこと」とは限りません。思いもよらない「からだの使い方」をしていてそれを「障害が原因」と勘違いしていたり、障害と合わさって不便さをいっそう拡大していることも少なくありません。私には障害を治すことはできませんが、知らず知らず思い違いをしている「からだの使い方」を改善することで、お手伝いできることはあるかもしれないと思っています。

幼少の頃に「筋ジストロフィー」と診断されたある女性（三十代）は、最初にお会いしたときは、自分で歩くことはできましたが、かかとは床につくことができず、首を自分で動かすことができない状態なので、背中を曲げることで頭の安定をとるという状態でした。考えてみれば、彼女は私が日本でのレッスンではじめて担当した障害を持つクライアントでした。大変明るく社交的な方で、お出かけも好きでしたが、歩行が安定しないので、よくこけたり、少し歩くと筋肉痛のような状態になったりするようでした。手足は大変細く、力の入れ方が一極集中的になっていることが伺えました。彼女とのレッスンは最初のうちほとんどが、テーブルレッスンと呼ばれる、寝転んでもらって行うレッスンと、話をすることで進んでいきました。正確に自分の身体の、関節などの機能を知り、どこに誤解があるのか、どう思ってしまいがちなのかが明らかになり、必要以上の力を使わなくなるにつれ、彼女の体型や歩き方は目覚しく変化してきました。かかとが床につくようになり、頭を自力で支えられるようになってきました。歩行も、不安定なところはありますが、以前よりずっと安定し、以前のようなひどいこけ方をすることはほとんどなくなりました。同時に、彼女にとっての「からだ」のイメージも変化してきました。いまだに非常に印象に残っているのですが、最初のレッスンが終わった直後にいただいたお手紙には「はじめてとても自分の身体を大切にされている感じがした」とありました。その後のレッスンでどんどん明らかになっていったことですが、彼女にとってそれまで「からだ」は「役立たず」の代名詞でした。当初、言葉でこそ明言しませんでしたが、彼女は明らかに自分の身体を認知することを避けていましたし、時には言葉ではっきり「この身体さえなかったら……」とおっしゃいました。レッスンは彼女にとって「身体との和解の過程」だったのかもしれません。「からだ」をとりもどし、「自分」として「ひとつ」になるための「道のり」。また、「暗い顔をしていると〈障害があるから〉って言われる」ことを気に病み、ついがんばりすぎて自分の心身を追い込んでしまうことについても、「素直に人に頼んだり、断ったりできるように、少しなってきた」とおっしゃっていました。

「からだの使い方」を教える仕事をするうえで、ただ物理的に身体を扱うのではなく、クライアントが「自分のからだをどう思っているか」は大切にすべき事柄です。次の「リハビリテーション」の項目で少し詳しく書きますが、ただ物理的に損傷が認められなくなっただけでは「リハビリテーション」は終了したとはいえません。レントゲン検査などで確認できるような損傷は回復する時期になっても、同じタイミングで怪我に対する恐怖心や、後遺症と呼ばれる症状に対する適切な認識と知識がその身に備わっているとは限らないからです。そして身体障害者の場合、自分自身の「からだ」に対する認識と知識が十分でないことが多く、「自分では自分のからだを認めることができない」まま今日までできていることもあります。それゆえに「自分がどうしたいのか」「他者にどうしてもらいたいのか、手伝ってもらいたいこと、もらいたくないこと」などがわからないままで、その「わからなさ」がそのままフラストレーションとしてくすぶっているということも往々としてあります。それらの問題に自然に向かい合っていくことも「からだの使い方」を学ぶうえでは重要です。嫌なものは嫌なものののままに、恐怖心は恐怖心のままに、できることはできることのままに、まず受け止めることから始めていけるとよいかと思います。

また、アレクサンダー・レッスンをはじめ、あらゆる改善のための行為や治療が「善意の押し付け」になることは望ましくありません。特に、アレクサンダー・レッスンにおいて大事なことは「今できることを活かす」ことであって「できないことをできるようにする」ことではありません。そして本人がそれを受け入れられる状況になければ、レッスンを行う意味はないと思います。前記の女性の場合もそうでしたが、「からだの使い方」を考えることは「自分と向き合う」ことでもあります。それは、時にとても厳しいことです。しかし、向かい合いにくいことだけれど大事なことだと判断し、向き合う気持ちを持ってくれたときに、私も全力で向かい合おう、と思いながら仕事をしている次第です。

幼年の身体障害者のケースとしては、前項の「幼年者へのレッスン」のなかで聴覚障害と診断された男児に対するレッスンのケースを紹介し、「年少者の場合、必ずしも続けることが大切ではない」と書きましたが、幼年者でも継続性（コンスタンティヴィリティ）が大切な場合もあります（本当に、レッスンは一人ひとりケース・バイ・ケースなので、一概には言えないのです)。

「小脳の発達が遅く小さい」と診断された彼(二歳・男児)に会った最初のとき、彼は自分で座れない状態で、発話・発音もほとんどありませんでした。姿勢を自分で安定できない様子から医師は「筋力が弱い」と判断していたようですが、様子を見せてもらった結果「筋力は弱いのではなく、むしろ強く、ただ引っ張るような方向にのみ使われているため、全身を安定させるのに不可欠な〝適度な力の分散〟が実行されていない状況にあるのでは」と判断しました。そこで、さっそくアレクサンダー・テクニックの独特な技法「hands-on」で彼に「筋肉を使う方向」を知らせてみました。相手は二歳児なので、言葉による説明は両親にしか通用しません。その結果、「はいはい」で進もうとしてもただ暴れているだけのようだった脚の動きに適切な規則性が生まれ、その場で座れるようになりました。しかし、これが一時的な偶然か、何らかのことが学習されたゆえなのかはまだわからないので、二週間後にまたレッスンに来ていただくことにしました。その際に今回のレッスンで起こった変化がまだ認められるようであれば、運動に関する記憶をストックする小脳の発達が「小さい」といわれた彼も全く学習能力がないのではなく、彼なりのテンポで「自分のからだにとって有益で、らくなこと」を「自分のからだの使い方」として定着させていける学習能力があると考えられるからです。「小脳が小さい」などと言われると、「変えがたい」ようなイメージを抱かれるかもしれませんが、最近の医学では脳細胞も再生することが確認されていますし、何より私にとって問題だったのは「なぜ小脳の発達が遅れているか」でした。小脳そのものに問題があるのか、あるいは小脳にストックされるべき情報の伝達過程に問題があり、それが小脳の発達を遅らせているのか……それによって私ができること・できないことが変わってきます。もしも後者であれば私にお手伝いできることもあるかもしれません。そして二週間後に会ったとき、彼はまだ座れていました。その後一年半がたち、彼は床に座っても倒れることがほとんどなくなり、足（と脚）の使い方もよくなってきて、まだ完全には自力で立ち上がることはできないものの、立った姿勢を安定させるのは上手になってきており、発話はまだですが発音できる音の種類も増え、こちらの言うことをある程度わかっているような反応もはっきりしてきました。私には彼を「治せる」かどうかはわかりません。しかし「からだの使い方」という観点から「しなくてもよいこと」「できること」を一つ一つ安定させていくことで、彼にできることが広がり、それが彼がより自由になることにつながるとよいな……と思っています。

レッスンを進めていくうえで、本人やご家族が正確に自分の身体状況を理解されることも大切ですが、それとともに「障害」というものに対してどう思っているかを整理することも重要です。例えば、ある障害児の母親は「この子はかわいそうな子」という感覚が強いようで、「叱る」べき場面でも叱らないために、子どもの振る舞いが周囲に受け入れがたいもの（乱暴でわがまま）になっていました。あるいは、子どもの行動をサポートしようとしてのことでしょうが、結果として「子どもに何もさせない」「子どもが何もできない」状況を作り出してしまっているケースもありました。親は周囲に溶け込めないことを「障害をもっているのだから仕方がない」と解釈していたようですが、それはどうでしょうか。私には「障害」そのものよりも「障害観」のほうにその原因があるよう思います。ひとの「性格」や「個性」を理解することが大変なように、障害というものを理解するのも簡単ではありませんが、重要なことです。そうしたことも「からだ」にまつわることとして随時話し合いながらレッスンを進めていきます。

また、人工関節や義足などをつけた方もレッスンに見えています。どうしても手術をした部分をかばってしまって、自分の「新しい身体」を使いこなしきれないことが多いようです。しかし、多くの方が余計な「かばい」によって生じてしまうバランスの不安定感や、一部の身体部位に集中する負担を克服し、よりスムーズな「使い方」を身につけておられます。

「からだの使い方」と「リハビリテーション」

多くの方が経験されるリハビリテーションは、外科的損傷や手術の後に行われる身体機能回復訓練でのことで、その内容はメスを入れた部位の回復や怪我の再発を防ぐ意味で「筋肉を鍛える」訓練であることが多く、リハビリの終了は検査で身体が回復傾向にあり異常が認められないことをもって通知されることが多いようですが、それを待たずして自主的にリハビリを打ち切る患者さんもいらっしゃるようです。

ちなみに上田敏著『リハビリテーション――新しい生き方を創る医学』（講談社）にはこのような一説があります。「〈リハビリテーション〉という言葉は、日本では現在でも〈機能回復訓練〉とか、せいぜい〈社会復帰〉という意味で理解されているに過ぎないが、実はその本来の意味は〈人間の権利・資格・名誉の回復〉という、全人格にかかわるものであり、（中略）機能回復訓練は、この大きな目的を達成するための一つの手段に過ぎず、ほかにもいろいろと行うべきことが多い。逆に、この大目的をはずれて機能回復訓練を自己目的としてしまうと、〈訓練人生〉を押し付けてしまうことになり、その人のかけがえのない人生にとってマイナスにもなり得るのである」。

「リハビリテーション」の定義と現実には若干の開きがあるようで、私自身もリハビリテーションを受けたことがありますが、正直にいって不満が残りました。何が不満だったのかを今考えてみると、目先の「できないこと」を「できるようになる」ことに目標が設定され、そのために身体機能全体の連動というよりも、筋力によってのみ「強くなる」ことが優先されがちだったからのように思います。リハビリに携わってくれた先生方の熱意には感謝していますが、「自分自身」と「身体」のかい離と不安は、かえって強まってしまったように思います。特にリハビリテーションが必要なほどの損傷に至った習慣化された身体症状の問題は、身体部位そのものの回復と同時に、「なぜ習慣化しているのか」を正確に理解することがその後の安定の鍵になります。

あくまで私の体験ですが、リハビリ箇所が「身体的に」回復したと見なされた後も、私は「後遺症」に三年ほど苦しみました。「後遺症」は身体的な痛みでもありましたが、それ以上に大きかったのは「恐怖感」ではなかったかと思います。何をするにしても「また痛むのではないか」「この動作をして大丈夫だろうか」と、どこかでいちいち考えている自分がいたりしました。その結果（今から考えれば）常にどこかに余計な力は入ってしまい、それがかつての怪我とは関係のないところで、行動をしにくく、疲れやすくさせていたようでした。しかしその理由だけが「やっぱりあの怪我のせいなのかも」というふうになっており、過去の怪我という体験に決着がつかないまま堂堂巡りになっていたように思います。私が本当の意味で「機能回復」できたのは、「自分の身体を知る」ことによってでした。今は仮に過去と同じ部位が痛んでも、事実以上の不安は感じません。「痛まないように」「もう怪我しないように」することはもちろん大事なのですが、その方向性として、あまりにも「しないようにし」すぎると、できることもできなくなってしまい、自分の行動や判断にますます自信がもてなくなってしまうような気がします。大切なのはただ「怪我をしないようにする」ことよりも、「どうしてそのような結果になったのか」を知り「自分がどうしたいのか」を知ることではないでしょうか。自分の体験や、クライアントの様子を見るにつけ、本当の意味での機能回復に必要なのは「情報公開」と「理解」だと私は思っています。

アメリカやイスラエルの病院の一部では、外科手術の前後にアレクサンダー・レッスンを受けられるところがあります。手術の前に自分の「普段のくせ」「からだの使い方のパターン」を把握しておくことで、術後の回復がスムーズになり、後遺症のような症状に悩まされる率も低くすることが期待できるようです。残念ながら日本とそれらの国々では保険制度や医療制度が異なるので、私の把握している限りでは、日本の病院内でレッスンを受けられるところはありません。私のところに来ているリハビリ目的のクライアントも退院後に、あるいは通院と並行している方がほとんどです。

アレクサンダー・レッスンは本人の「感覚」「自覚」「認識」に訴えかける要素が強いので、感覚麻痺が広範囲に生じている方にどの程度有効かはわかりません。しかし、確認しやすい反応には現れていなくても、筋肉は反応していたり、微妙に反応の仕方にバラエティが認められ本人が「何かを感知しているのではないか」と思えるケースもありましたので（心停止後意識障害のあるクライアントに病床でレッスンしたケースなど）、一概には言えません。

◉深刻な症状にある人へのレッスン（癌、HIV感染症など）

自分が治療法の確立していない病気にかかり、「死」を意識したときの戸惑いや絶望感は想像を絶するものがあると思います。自分の将来への不安、家族や友人への負担を考えて自分の人生に否定的な気持ちになり、そのような生への不安から死のことを考え、死が自分に訪れるより早く自分のほうから死に歩み寄ることを考える人もいます。

不安になること自体はとても自然なことだと思います。しかし不安ゆえに自分の人生を否定するのは、少し早すぎるようにも思います。私がレッスンをしていて感じるのは「絶望しきれない希望を生きることのつらさ」というべきもので、その苦しみは「病気が苦しい」というのとは少し違うように思います。また、病気を機に「これまで不問に付してきた問題」にまとめて悩み始め、行動や考え方が急速に極端になり、そういう自分に自分が振り回されることもあるようです。それを病気そのものの困難や症状と混同してしまうのはさらにつらいことのように思います。

レッスンのなかで私ができることは、病気を治すことではありません。アレクサンダー・テクニックで病気を治すことや痛みを感じなくすることはできません。アレクサンダー・テクニックにできることは「生きること」に関することです。「等身大に生きること」です。その人が、その人らしく生きるためにどのようにできるのか、ということだけです。ですからレッスンでは、最終的にその人が死に向かっているとしても（誰しもそうなのですが）、死ぬことに向かうのではなく、最後まで生きた「結果」として死を考えます。レッスンにできるお手伝いは「生きること」だけです。

ですから、癌やＨＩＶ感染症といった病状にある方に対しても、基本的にレッスンの内容はあまり変わりません。具合が悪くなったり苦しくなったりすると、それをすべて「病状のせい」にしてしまいがちですが、実は病気とは別のところ（「からだの使い方」）にその原因があったり、「使い方」いかんによって病状を増幅させていたりすることがあります。レッスンではそれをみわけ、自分にとって心地よく「ふつうに、ふつうの」生活を楽しんでもらえるよう、「自分自身を知る」ことから始まります。また、状況に応じて「スタジオＫ」ではフローテーション・タンクを用いたレッスンもおすすめすることがあります。タンクでは、より繊細に、状況的に、自分自身の現状（感じていること、考えていること、考えないでよいこと）を感覚することができたりします。能動的に自分の「からだの使い方」をみると同時に、状況的に自分がどのように「からだ」を「使っている」のかをみることも、自分自身を理解するうえで重要です。

アメリカにいた際にレッスンを担当していたＨＩＶ患者の男性は、身体症状はどんどん悪くなっていくさなかにあり、最初は歩けていたのが、レッスンの終わりごろには車椅子にもたれかかるようにしなければ外出が不可能になっていました。彼は医師との意思の疎通も順調で、自分の病状についてもよく理解はしていましたが、それでも「じぶん」でいつづけること、「自分としてふつう」であることは、容易なことではありませんでした。それでも彼は「最後までありのままに自分らしくあること」を考え、そのサポート役としてアレクサンダー・レッスンを選んでくれたのでした。時には感情的になり、やけになったり、そのことで対人関係に摩擦が生じたこともありました。しかし最後までその問題から逃げず、回り道をしても言い訳をせず、「どう感じ、どう動くのか」を考えられたことは、よかったと思っています。

アレクサンダー・レッスンは、ある意味で「自己に直面する時間」です。本人のなかで病気との葛藤要素が大きければ大きいほど、「今の自分を受け入れられない自分」の部分がクローズアップされ、その苦しさから途中でレッスンを打ち切られる方も少なくありません。アレクサンダー・レッスンが提供できるのは、いわゆる「癒し」や痛みを取り除くような「ヒーリング」ではありません。しかし「最後まで生きる」サポートの一つとして、何かお手伝いできることがあるかもしれません。

12　職業や趣味による「からだの使い方」

アレクサンダー・レッスンは、特別な職業や状況に身を置いている人のためだけのものではありません。しかしその一方で、同じ動作の繰り返しが量的にも多く身体を酷使しやすい、スポーツやダンス、音楽や演劇などを行っている人にはさらに重要な手助けとなりえるかもしれません。本来、きわめて個人差のあるものではありますが、簡単に「からだの使い方」という観点からお手伝いできることを書いておきます。

●スポーツと「からだの使い方」

スポーツ・アスリートにとって、治療でもなく、筋肉を鍛えたり、激しい運動をしたりするわけでもないアレクサンダー・レッスンの内容を予測することは難しいことがあるようです。よく「治療ですか?」「メンタル・トレーニングみたいなものですか?」という問い合わせを受けます。その背景には、肉体というものを主体的にはあつかわず「筋肉」などの一部の身体能力をしてのみ評価するような練習の仕方やトレーニングの背景があるようです。なかには能力の向上や技の実現をいたずらに練習量に頼っており、「自分の練習内容に疑問があるのだが、誰にも相談できない」という選手もいました。

アレクサンダーのレッスンでは、実際にからだを動かしたりしながら自分が自分の動作をどのように認識し、その認識をどのように動作に還元しているかをみますので、そういう意味では「メンタ・フィジカルなトレーニング」といえるかもしれません。

アレクサンダー・テクニックから提案できるメンタ・フィジカルなトレーニングとは、「正確に自分の動作を把握すること」です。メンタル・トレーニングで「よいイメージ」「成功するイメージ」をいくら思い描いても、それを行動に置き換える際の具体性（リアリティ）が乏しければあまりうまくいかないでしょうし、肉体的な反復訓練が万全でも、それが「ばかのひとつおぼえ」状態になっていては十分に状況（コンディション）に対応できません。アレクサンダー・レッスンを通して協力できることは、メンタルなパフォーマンスとフィジカルなパフォーマンスを「つなぐ」ことなのかもしれません。レッスンのなかで行うことは、特別なパフォーマンスを付け加えることではなく、まず「むだをはぶく」ことです。そのことを通して能力の向上をはかり、同時にけがの予防にもなることが期待できます。

私のところにはこれまで水泳、乗馬、ゴルフ、テニス、バトミントン、卓球、陸上競技（短距離、長距離）、体操（器械体操、新体操）、剣道、柔道、合気道、ボディービルディングなどのスポーツを行っている人がレッスンにみえましたが、「目からうろこが落ちた」というような感想が多く聞かれます。あるいは「これは極意ではないか」と言う方もいます。「極意」の意味は人によって違うかもしれませんが、「極意」の意味が「どのような技、あるいは競技種目を行っていても共通するものをおさえている」ということなら、その通りなのかもしれないと思います。

具体的にどういうことを行うかは、そのスポーツ種目、その個人によって異なってきますが、いずれの場合もその人の「できないこと」に焦点をあてるのではなく、「できてはいる」けれども、どうできているのかが明らかでないことや、筋力の強さや精神的な我慢強さなどの「能力」によってカバーされていて表面的には問題はないけれど、自分の身体機能を生かしきっていないような「無理な使い方」をしている部分を探索していくような作業です。そこに思いもよらない「発見」があるので「目からうろこ」というコメントになるのでしょう。

●ダンサーと「からだの使い方」

欧米では、表現芸術に携わる学生や芸術家がアレクサンダー・レッスンを受けるのはめずらしいことではなく、高校や大学の授業のなかにそのカリキュラムがあるほどです。例えばジュリアード音楽院ダンス科の場合（少なくとも一九九五年当時）、学生はそれぞれの専科（ダンス・クラシック、モダン、ジャズ、タップなど）によって授業が分かれており、普段はあまり顔を合わせる機会はありません。しかしアレクサンダー・テクニックの授業だけは別で、さまざまなダンスを専攻する学生が一堂に会します。専攻するダンスが違えば身体観も違い、体つきも違います。しかし「違う」と同時に「同じ」からだでもあります。アレクサンダーのクラスでは専攻するダンスが違っても共通するものについて話し合ったり、同じムーブメントをしてみても参加者の反応がどのように違うかをみたり、身体傾向について見識を深めます。ジュリアードではこのようなクラス授業のほかに週一回の個人レッスンも授業の一環になっており、自分自身の「からだ」を見つめる時間もとられています。ダンス・テクニックはそれぞれの専科の教師から、テクニックをどのように習得するか、自分はどのように「からだ」を認識する人間なのかということについては、アレクサンダー・クラスで学習する、というのが常なのです。

アレクサンダー・テクニックは、ときに「リリース・テクニック」「ボディー・ワーク」と呼ばれる（分類される）ことがありますが、ダンサーがアレクサンダー・テクニックで学ぶことは、決して「力を抜く」ことや、肉体と言う意味での身体に関することだけではありません。しかし「からだの使い方」という観点から自分の「からだ」について知ることで、より有効にダンス技術を習得・上達する（技術のために苦労する時間はなるべく短くし、より創造的な苦労をしてもらうほうがよいので）自分なりの方法を見出すことは有効でしょう。また、特に（どちらかというと）日本では「気持ちで踊る」ことと「からだが（も）踊っている」がしばしばかい離してとらえられがちのようで、例えば解剖学的な知識をクラスで学んでも、それをどのように用いるべきか、生徒も教師もリアリティがもてないでいるということがめずらしくないようです。ダンサーにとって解剖学は、知識で留まっては意味がありません。自分の「からだ」を解放する技術として学ぶべきものです。「具体的に自分の〈からだ〉を知ることによって解剖学的な知識をどのように自分の動作に生かすべきか、ようやくわかった」という人もいました。そのように「自分らしくあるために」アレクサンダー・レッスンの成果を役立ててもらえればこちらも嬉しく思います。

ダンサーは、他の表現芸術のアーティストよりもとりわけ自分の姿を「みられる」ことに敏感になりやすいのかもしれません。もちろん「みせる」ための、ダンスという表現手段でもあるのですが、ときにそのことがダンサー自身の意識を閉じ込め、追い詰めることがあります。「どのようにみられるか」にとらわれ、自分がどうしたいのかを見失い、ただ提示された課題や難しい技術を「こなす」だけの踊りしかできなくなってしまうこともあります。難しいステップやポーズを習得するだけでも大変なことではありますが、それにとらわれるのではなく、「自分らしい動作」がダンスになるような方向へアレクサンダー・レッスンを通して手伝えることは多いのではないかと思います。日常動作をしていても、踊っていても、身体そのものの筋肉の数や関節の位置が変化するわけではありません。それを「どのように使うか」が多様な表現を生み、ムーブメントに生命を与えていくのです。

●音楽家と「からだの使い方」

「ダンサーへのアドバイス」で紹介したように、職業としてミュージシャンを目指す人の間ではアレクサンダー・レッスンはほぼ「必修」となっており、高校、大学のプログラムに授業があります。ダンス同様、テクニカルな授業はそれぞれの専攻に分かれて授業が行われていますが、アレクサンダーの授業だけは専攻にかかわらず生徒が参加します。

身体に対する意識は、ミュージシャンの場合、局部的にしか存在していない場合があるようです。直接楽器に触る部分の意識だけが際立ちすぎて、知らず知らずのうちにかなり無理な姿勢を無理やり維持しているような状態が続いていることもあります。楽器の場合、物理的に音を出すのはさほど難しくなくても（例えばピアノの場合、とりあえず鍵盤を指定された順番に押さえれば音は出ます）、それが「音楽」という「つらなり」になるには単に「音を出す」以外の作業が必要です。音楽に限ったことではありませんが、例えば、英語の単語を「いえる」ようになったことが「しゃべれる」ようになったことと同じ意味ではないのと同じです。何を伝えるためにその語を用いるのか、その選択ができるようになって初めて「使える」と呼べるような気がします。

音楽のレッスンやクラス時には「どう演奏するか」「どういう音を出すか」に集中しますが、アレクサンダー・レッスンの時間では「どのようなからだの使い方をしたときに、どのような音が出るか」を主にみていきます。意識の通った「からだ」で演奏された音は驚くほどよく通ります。私のところでの個人レッスンの際にも楽器を持ってきてもらい、それを演奏したり、あるいは歌ってもらったりしながらレッスンを行うことがありますが、余分な力を排して演奏された音楽は耳慣れた曲でさえ新鮮に「これってこういう曲だったのか」と驚くほど、音楽のエッセンスが前面（全面）に出てきやすくなることがあります。経験的に、よい演奏を聞いたときに、その人との一体感を感じた人もいると思いますが、それを「特別な才能がある人だけができること」（それをどのように安定化するかは「個性」と「才能」かもしれませんが）ではなく、より実感できるかたちで自分のレッスンのなかに取り入れてもらえればと思います。

●俳優と「からだの使い方」

表現者の必修科目としての浸透度は前述の通りですが、ことにイギリスではＲＡＤＡ（国立演劇学校）のプログラムの半分がアレクサンダー・レッスンになっているほど重要視されています。

よく「役になりきる」という言葉がありますが、この言葉の意味を履き違えると、「おおもと」であるはずの自分自身の人格がわからなくなって「もとに戻れなくなる」ことが起こり得ます。それがいきなり人格崩壊に直結するような危険につながることは少ないとしても、その役から自由になれず、本来の自分からも「迷子」になることで演技の幅が極端に狭まったり、発想が貧困になったりする場合があるのです。一度きりの演技ならまだしも、それを職業として選択し安定して「よい演技」を実現するなら、その方法は「自己放棄」ではなく、自分のなかの性質の一部を役に投影して拡大し表現として成立させる、という「自己」との関連性をもったかたちであるほうが自然ではないでしょうか。例えばダンサーや体操選手は、日常生活では使わない範囲までその身体能力を行使しますが、そのしなやかで超絶的な動作は筋肉や関節の「可動性」を最大限に、限界まで使うこと（ある意味で意図的に「ずらす」こと、「かたよる」こと）で可能になります。しかし単に「使えるだけ使えばよいとか、「ずれる」ことができればよいというものではなく、自分の「からだ」の「ふつう」（ニュートラル）を知ったうえだからこそ、「能力」とよべる本人の実力になりうるのです。演技者も同じことで、自分の認識の範囲を普段の自分が使う異常の領域に意図的に「ずらす」ことをしたり「かたよる」ことをすることが、表現を創造していくといえるでしょう。それが演技者本人にとって「演じている」といえるのは、「意図的」（わかっている）だからからこそです。

何が説得力のある演技になるかは、その脚本や舞台の設定によって異なりますが、「どのように動く」ことが「どのように（どのような性格の人に）みえるか」を、自分の「からだ」を知ることが、

「演じる」とはどういうことなのかをサポートするのではないかと思います。

◉指導者と「からだの使い方」

どのような職業についておられる人でも、アレクサンダー・テクニックに興味を持っていればレッスンを受けていただくことができます。ただし、レッスンを受ける際にはまず「個人として」レッスンを受けてもらうほうがよりわかりやすいと思います。職業的な意識というのは、その人の日常の大部分を占めるものではありますが、その人の意識世界のなかの限定的な部分に過ぎず、それはその人の意識全体からみてどこに、どの範囲で分布しているかも、その状況で過ごすことが日常化すればするほど自覚化しにくい状態になっていることが考えられます。そういう意味では、「職業意識」というのも「無意識の癖」のようなものです。「癖」は、それ自体が「わるもの」ではなく、行動の合理化のひとつのかたちではありますが、合理性以上に固定化されている場合、その人の可能性や見識を狭める「障壁」になっていることもあります。レッスンでは一旦その「こだわり」をゆるめて、物事に対してみるとよいでしょう。

ここではそのうえで、特に日頃「他者へのケア」に携わっている人への提言を簡単にまとめておこうと思います。

例えば、学校の先生、スポーツ、ダンスや演劇、音楽、絵画などの指導者、英会話や日本語教師など、何かを教えることを仕事にしている人は多くいらっしゃいます。かく言う私もそうした職業を持つ人間の一人です。

悲しい矛盾ですが、誰かの「ために」行っているという意識が、かえって相手と自分の間にある現状を見えにくくしていることがあります。「何を教えるか」は知っていても「どのように教えるか」は、いわば「変動相場制」です。「何が起こっているのか」をみているつもりが「教えなくてはいけないこと」に必死になってしまっている一瞬が連続していることも少なくないかもしれません。また、普段「ものを教える」ことを仕事としていると、「知らない」という事態にナイーヴになりすぎる人もいるようです。専門外のことに対しても万能であらねばならないようなプレッシャーを自分にかけ、同時に「知らない」ことを指摘されることに過剰なストレスを感じて、人間関係がつらくなってしまう人もいるようです。また、「指導者」という責任のある立場が、個人の人生を凌駕してしまい、考え方の幅が狭くなったり、自分の仕事にも充実感をもてなくなる場合もあります。

二〇〇二年度から義務教育の要綱が変わるのに先立ち、教育大学の関係者がレッスンに見えていた時期がありました。体育も競技種目中心のカリキュラムから「こころとからだのつながりを育む時間への体育」に変わるそうで、その研究の一環のようです。「こころとからだのかかわり」は指示して可能になるというよりも、そのつながりを認識するチャンスこそが必要です。「からだほぐし」や「リラックス」も基本的に、してできるものではなく、今の状況をどのように判断し、それにどのようなアプローチを行うかによって訪れる結果のようなものですから、まず自分の感受性を再認し、整理することも大事です。本人には全く悪気のない行動なのですが、「指導する」ことが「(相手に)指示をする」ことで成り立っていた割合の多い人などは「リラックスをさせようと頑張る」（緊張する・緊張させる）ことをしてしまい、自分も相手も疲れてしまうという事態を招いてしまう人も少なからずいらっしゃいました。

そのような目的に限らず、こちらに来てもらう際に「レッスンにいらっしゃる際には、〈指導者として〉というよりも、〈個人として〉来てみてください」とお伝えすることが多いです。自分自身が感じたものを、自分の職業にも生かせるな、と感じて応用してくれることには何の異存もありませんが、「教えるため」という狭いターゲットで自分の「からだ」を見ても、あまりぴんとこないことが多いからです。レッスンは、時には「自分にとって教えるという仕事は何なのか」を考えてもらう時間にもなります。実際にはそれより先に、自分の「からだの使い方」を整理し、少し「指導者」という呪縛から解放されて「休んでみる」ようなことから入ることも多いです。

ものを教えるという仕事は、物品の生産や販売業務とは違い、人間が相手です。ですから教える側が仕事に「使われている」状態ではなかなか難しいものがあります。指導者である自分自身が自分の行為をどのように理解しているかを、ときに自分が使い慣れた言葉（概念）以外で捉えてみるのもよいかもしれません。「教える」という言葉がなかったら、あなたは自分は何をしていると言えるでしょうか？「指導する」ということをその言葉を使わずに表すとしたら、どのように言えるか……そんなふうに考えてみると、少し自分のものの捉え方が具体的に見えてくるかもしれません。

●治療者と「からだの使い方」

・整体、カイロプラクティック、鍼、マッサージなどの場合

治療者の立場から技術的なことに興味をもたれてアレクサンダー・レッスンにいらっしゃる方も少なくありませんが、レッスンを受けてもらう際に忘れていただきたくないことは、まず主体を自分自身に置くこと、です。そのためには一旦職業的な意識はおいてもらうほうがわかりやすいかもしれません。自分の職業を中心にレッスンを受けるにしても、自分は何をすることを「治療」と呼んできたか、もしも「治療」という日本語がなかったら自分はその行為を「何をしている」と表現するだろうか、という姿勢でレッスンを受けていただくことです。ただの手順やマニュアルとしてアレクサンダー・テクニックの技術を理解しようとすると、かえってわかりにくいと思います。

第3章のなかの「〈感覚〉と〈知覚〉」でも例をあげましたが、自分自身の行為に対する感覚が著しく抜け落ちると、自分の行為（治療）に熱心であればあるほど自分の「からだ」を追い詰めていくことがあります。時には、自分が悪気など全くなく行っている行為でも相手の負担になっていることすらあります。こちらにレッスンにいらっしゃる人たちの話を聞いて、治療者が自分の「からだ」を痛めてしまう場合、それを実に簡単に「職業病」「仕方のないこと」と呼び、「頑張っている証拠」として慰めあうような状況が横行していることには、ちょっと驚きました。そうしてたたえあうことで現状を維持していこうとする姿勢の「気持ち」はすばらしいと思いますが、そうした行為を続ける限

り、自分が「からだ」を痛めていくことを黙認するしかないというのは、ちょっと悲しい気がします。

レッスンで行うことは、まずその人の「からだの使い方」を再検討することです。普段は患者さんの訴えに応えることや治療行為で、自分が「そのとき」どのように「からだ」を使っていたかなど、かえりみる余裕などないかもしれませんが、ここではあえてそれをやってみたりします。レッスンを通してアドバイスしたいことは、患者さんのために働いているときでも、自分のからだの動きを感覚の隅っこでとらえ続けるような「実況中継」の感覚です。そのことによって、より治療の現場で何が起こっているかが把握できるようになることが期待できます。

アレクサンダー・レッスンを受けて「自分自身のからだの動きが整理されてくることで、患者さんの症状への理解が深まった」という治療者の声が多くありました。例えば、治療をしても同じ箇所を傷めて帰ってくる患者さんに悩んでいたあるクライアントは、「自分の腕（技術）が悪いのだろうか」と思ってみたり、患者さんに対してもある種の苛立ちすら感じていたそうです。しかし「無意識の習慣的な動作パターン」が自分にもあること、そのパターンが繰り返す損傷に深く関与していながらも、傷めた箇所が原因を作った箇所とは限らないことなど、「からだの見方」に関しても新しい発見があったことで「軽い力で効果的に治療ができるようになった」という声もありました。それは患者さんにとって有効であるばかりか、本人の体調にも精神にも還元されることでもあり（私のクライアントはあくまでもその人なので）、私としてもとても嬉しいことです。

・心理カウンセラー、セラピストなど、あらゆる「ケアをする立場の人」の場合

職業としてカウンセラーやセラピストをしている人に限らず、「他者をケアする」立場や職業についた人（例えば学校の先生や、スポーツ・チームのコーチ、ボランティア、家族のなかで介護をする立場になった人など）のなかには、「他者の悩みをどのように受けとめるかに悩む自分」に悩む経験をしたことのある人もいるかもしれません。もともとカウンセラーやセラピストになる方というのは、自身もかつて患者さんと同じような問題で悩んだ経験があったり、人間関係や心理的行動に繊細な感覚を持っている人が多いようです。だからこそ相談者にもなれるわけですが、そのシンパシーの高さが逆に自身を追い詰めることになる場合もあります。

肉体的な部分の治療行為に携わっているクライアント（整体や針治療など）のなかにも、患者さんの症状や話を聞いているうちに「相手の痛い部分が自分にも移ってくる」という体験をされた人も少なからずいるようです。カウンセラーのクライアントのなかにも、「不眠症や摂食障害の患者さんの話を長く聞いていて〈わかるなあ〉と思えば思うほど、自分が何だか眠れなくなったり、食べられなくなったりする」という体験をした人や、なかには「パニック症候群の患者さんを数人担当したら、自分がパニック症候群になってしまった」という人もいました。

こうした現象はある種の「同化」現象、つまり相手の事情をよりよく理解しようと「相手の身になって」話を聞いたり考えたりしているうちに、相手の微妙な身のこなしや思考パターンを無意識にコピーしてしまうことによって起こると考えられます。特に、カウンセリングなどの仕事についてい

る私のクライアントで「同化」によるトラブルに見舞われた人が口にする「証言」として共通していることは、「(思い起こせば)気がつくと、話を聞きながら相手と同じ方向を向いたり、足を組んだりしていることが多かった」という「からだの使い方がうつる」ことがあります。つまり、患者さんのある心理状態と行動(しぐさ)が「セット」で運営されており、カウンセラーが無意識に行動をコピーすることが理解を強化し、理解を深めることが相手と同じ行為をすることを強化していたらしいのです。

確かに、「相手の身になって」考えるという「同化」によって、相手の気持ちや立場はよりよく理解できるでしょうし、基本的に「理解」や「学習」にはその要素がありますから、それ自体が「よくないこと」ではありません。しかし自分の「からだ」に戻れないような「からだの使い方」における「迷子」状態を放置したり、無意識にとはいえ自分を失うほどに相手の立場を肯定してしまうと、治療というその状態を「変える」ことが難しくなり、かえって相手が悩んでいる状況を長引かせる手伝いを治療者のほうがしてしまうこともありえます。稀にこうした同化現象を「自分が相手の痛みを吸い取ってあげているから起こること」と考えたり、「自分の苦労」や「滅私奉公」が大きいほど患者さんが回復するかのように、事態を美化して考える治療者もいるようですが、それは残念ながら事実とは違います。

「ケアをする側」「される側」という「立場」を「違わせる」ことでこうした治療行為は成立しますが、同時に治療者は相手の「立場」や「気持ち」がある程度わからなければカウンセリングにならないという、非常に微妙な状況がそこには存在しています。しかし相手の立場に同化しすぎると、その状況を変える手助けはしにくくなるわけで、「ケア」という行為をスムーズに成立させるためには細やかな配慮が必要です。

アレクサンダー・レッスンを通してお手伝いできることは、「からだの使い方」という身体的な側面からカウンセラーの自己を支えることです。自分の無意識の行動パターンや、力の入れ方などに気がつくことで、よりスムーズに仕事をすることを助けられればと思っています。

ちなみに、アレクサンダー教師とてこうした問題と無関係ではありません。アレクサンダー教師や教師になる勉強中の人のなかには、繊細な接触によって相手の状況を知りえたり、変化のきっかけを与えられることから、自分を「特別なパワーを持った存在」のように勘違いしたり、クライアントに対して自分の「善意」を押しつけがちになったり、逆にクライアントにとって「都合のよい存在」になりすぎてしまう人もいます。また、少し話が違いますが、いつのまにか「都合のよい存在」になりやすくなってしまった延長線上の問題として、いわゆるストーキングのようなクライアントからの付きまとい行為への対処に悩まされるケースもあります。

アレクサンダー・テクニックの教師教育（少なくとも私が受けた）のなかでは、「inhibition」と呼ばれる行動パターンの「問い直し」行為を徹底させ、相手の状態を見ながら自分の状況を身体行動レベルで見失わないという、いわば「二次元中継」を徹底させることで、クライアントと教師自身の間の関係をよりよいものにできるよう、指導を受けます。時には心理学や精神医療の専門家を交えた授業を通して、ケアする立場の者が避けて通りがたい、しかし大切なこの問題について考える時間が用意されます。あるいは、教師として認定された後でも、自分自身の「からだの使い方」に興味を失わず、時にはレッスンを受けることを通して、「ケアするだけの立場」に自分をとどめないよう、アドバイスを受けたりします。また、卒業間近の時期には「職業的な問題」(professional issue)というクラスが授業に加わり、例えば「あなたは自分の親にレッスンをすることができるか」「親友や配偶者、友人などへのレッスンは可能か」や「性差にともなう誤解や危険」の問題などについて話し合うクラスが設けられています。

それでも「他者に深くかかわる」がゆえのトラブルをゼロにすることは難しいと思いますし、事実上無理でしょう。そのくらい、自分が自分のままで誰かのために行動するというのは、容易ではないことだと思います。ただ、私個人の感想としては、こうした問題を事が起こってから初めて考え、「個人のトラブル」「失敗談」として処理するのではなく、「職業的なリスク」としてオープンに話をしたり、「職業的な問題」のクラスなどを通して冷静に考える時間を「授業」というかたちで事前にもてたことは、非常に大きな体験だったと思います。「職業的な問題」のクラスでの議題はいずれも「正解」があるような話ではなく、個々の考え方や、関係性によって「何が最もふさわしいか」が変化するものです。だから、それについて「考える」時間が与えられていたことは、大変ラッキーだったと思います。

日本に帰ってきてから、「他者をケアする」職業についている人たちのレッスンに携わり、お話を聞いてときどき感じるのは、「プロ」であることを「オールマイティであらねばならぬ」ことのように感じて、誰にも話さず、閉鎖的に苦しんでしまうことが思いのほかに多いことです。トラブルの原因を「自分が弱いからではないか」「自分に隙があったのではないか」と、とかく自分を責める方向に考えてしまいがちのようです。確かにトラブルの一端には「勉強不足」と呼べるような情報の不足や偏りがある場合も少なくありませんが、しかしいたずらに自分を責めることばかりが適切な改善とは言えないでしょう。むしろ「その職業についたからこそ遭遇してしまう、これがたぶん最初でもなく最後でもない問題」として、「だからどうできるか」を「考える」ことが大切ではないかと思います。

自分を自分たらしめている自分の行動パターンを知ること。そのことによって、できる限り相手との距離を縮めても相手と「同化」せず、仮に暫時「同化」したとしても自分自身に戻ってくることのできるルートを持つこと。それによって、身体的な意味も含めて自分を知ることが、「ケア」を通しての関係のみならず、お互いの自己を侵食しあうことではない人とのかかわりのあり方に貢献できればと思っています。

よくある質問について

◉私はからだがかたいのですが、それは改善できますか

非常によくある質問（エクスキューズ？）ですが、私が教えてきたこれまでの経験では、先天的・機能的に柔軟性が乏しく改善が不可能と判断されたケースはほとんどありませんでした。ほとんどのケースが、長年、関節ではない部分を「関節だ」と思い込んでいたり、動かす方向を間違えていたり、「そこからは動かすことができない」部分から動かそうとしていたために「からだがかたい」と思っていたケースです。「からだがかたい」ことを運動に対する能力がないことのように思い込む必要はありません（逆にいえば、「からだがやわらかい」ことが運動能力の「免罪符」になるわけでもありません。大切なのはその能力の用い方であり、あなたがどのようにそれを活かしたいか、なのです）。

まず気軽に、できたら具体的に、どのようなことをしたときに自分は「からだがかたいな」と感じるかをアレクサンダー教師に相談してみてください。

という ことになります。

●何回ぐらいレッスンを受けると「正しいからだの使い方」は習得できますか

この質問に本当に誠実に答えようとするなら、「その人が必要とするだけの回数」ということになります。その人のレッスンを受ける目的によっても変化すると思います。

レッスンを受けるきっかけになるのは、たいてい自覚的な身体的な「動きにくさ」や「痛み」ですので、その症状が改善されれば「とりあえずよし」という人もいるでしょう。しかしレッスンの過程で、その他の自分のパターンに気がついてきたり、「使い方」を学ぶことから広がる楽しさに目覚めて、「症状改善のため」というよりも「より感覚や動作を洗練させるため」「楽しいから」継続的にレッスンに来る人もいます。

ただ、アレクサンダー・テクニックで行うような「習慣的な問題の改善」にはある程度の時間をかけ、継続的に取り組むことが望ましいことは理解していただきたいと思います。習慣化した問題は、突発的に発生した事故やアクシデントによる問題とは性格が異なります。性急に改善を急ぐ取り組み方が、実はその習慣をさらにべったりと定着させる結果を招いていることもあるのです。自分自身と対話するつもりで、すこし時間を作る心構えがあるとよいかもしれません。

教師の私が言うのも変ですが、レッスンをやめることはいつでもできるのですから、最初からあまり義務的にレッスン回数を決めてかからないほうがよいでしょう。始める前から回数を気にするよりも、アレクサンダー・レッスンやその教師が自分に合うかどうか、まず一度レッスンを受けてみてから判断しても遅くないと思います。

●どのくらいのペースでレッスンを受けるとよいでしょうか

アレクサンダー教師によって見解は違うかもしれませんが、私の結論から言えば、時間的に、経済的に、もっとも無理がない自分に合ったペースでレッスンを受けるべきかと思います。多くの場合、一週間に一度以上の頻度でレッスンにいらっしゃる必要はないですが、基本的にケースバイケースです。

例えば、アメリカ（ニューヨーク）で仕事をしていたときは「一週間に一度」というのがほぼ基本的なペースでした。レッスンを行う教師によって違いはありますが、土日にレッスンは行わず、週日の昼間を中心に日程が組まれていることが多いです。生活のサイクルは「一週間で一回り」ということが多いですし、レッスンから次のレッスンの間の自分の生活サイクルのなかで新たに気がつくことも多いでしょう。

しかしそれは、アメリカの労働環境がそれがしやすい環境だから、ということも背景としてあります。企業に勤めるサラリーマンでも「レッスンに行ってくるから」と午後二時間ほど仕事を抜ける、などということが日本より気兼ねなくできる体制があり、また国民健康保険がないので、自分が契約している保険によってはレッスン料金を保険請求できるなど、日本とは生活状況に違いがあります。

実際問題として日本では、職種によっては「毎週、週日の昼間にレッスンに行く」ことは不可能な人も少なくありません。仮に無理してきていただいても、結局都合をつけるための無理のほうが大きくて落ち着いてレッスンを受ける環境を作れないように思います。

私のところにはさまざまな年齢層、職種、地域にお住まいの方がレッスンにいらしています。週に一回の人もいれば、二週間に一度、一か月に一度、遠方の方では三、四か月に一度こちらに滞在し、やや集中した日程でレッスンを行うこともあります。教師に相談しながら、自分にふさわしいペースを考えてみてください。

●レッスンのなかではよい動きができるのですが、自分でやろうとすると以前のくせに戻ってしまう気がします……

「以前のくせに戻っている」ことが自覚できるようになったこと自体、進歩であり、レッスンの成果の一つといえるでしょう。これまでなら、同じことをしていても、していることにすら気がつかなかったと思いますし、もしもレッスンで習ったことを本当に忘れているのなら、以前のくせに戻ってもこれまでと変わらないことをしているに過ぎないので意識にすらのぼらないでしょうから。

何かが「身につく」とは、することを「覚えていること」ではなく、どのように行うかを適宜「思い出せること」をいうような気がします。「以前のくせのままやっているな」と感じたら、レッスンのなかで学習した「自分がどのようにしてしまいやすい傾向をもっているか」を思い出してみてください。そしてレッスンで受けたアドバイスを思い出しながら、自分なりに試してみてください。最初から「間違わないように」「正解を狙う」ことよりも「自分なりに試す」ことはとても重要です。「こうかな」「もうちょっと、こうなのかな」と試しているうちに、自分なりの改善方向がみえてきて、それと同時に自分自身の感受性が信頼できるものになってきます。

●レッスンで習った「使い方」をしてみると、とてもらくなのですが、同時に自分がすごく「変な格好」をしていると感じることがあるのですが……

その度合いには個人差がありますが、レッスンを受け始めた最初の頃にこのような感覚になることは多いと思います。「変な格好をしている感じ」は決して快いものではありませんが、その「感じ」を感じたときに、実際にはどんな格好をしているか、鏡などを使って確認してみてください。場合によってはビデオなどに撮ってみたり、自分の信頼できる人に自分の様子を見ていてもらって、「どう見えるか」を確認するのもよいでしょう。おそらく、自分が思ったような「変な格好」にはなっていないと思います。

レッスンを受けるうちにクライアントは自分が知らず知らずに行っていた、何げない、しかししょっちゅう行っている「動かし方」に気がつくようになり、そのなかの負担要素、する必要がないと判断される動かし方に気がつくことを通して、自分の「からだの使い方」をより「じぶんらしい」ものにしていくわけですが、「使い方」の転換期にはある種の葛藤に見舞われることがあります。負担度の高い動かし方とはいえ、その「からだの使い方」に長年親しみ、その動かし方に違和感を覚えたことがなかったので、今新たに「それ以外」の動かし方をすると「違和感」を感じるのです。その「違和感」が「変な格好をしているのではないか」という感じ（連想）を引き起こさせていることは少なくありません。

レッスンのなかで経験があるかもしれませんが、「使い方」を改善して「変な格好」と感じる動かし方や姿勢のほうがすんなりとしていて、これまでどおり動かしたときの姿勢のほうが思いもよらない格好になっていたりします。感覚だけに頼らず、かといって見かけだけにこだわるのでもなく、「どんな感じ」がしたときに「どんな格好」をしているのか、「どんな格好」をしたときに「どんな感じ」を感じるのか、確かめながら学習する冷静さが習得を助けます。

また、「からだの使い方」が変化することによって生じる体調の変化に戸惑う場合もあります。「戸惑い」が身体感覚として感じられる、と言ったらよいでしょうか。例えば、ずっと力が抜けず身体が冷たく重く感じるようなこりやこわばりが長期化していて、著しく姿勢が固定化していた人が、レッスンを受けたあとに「めまい」のようなものを起こす場合があります。これは、これまでのこわばった筋肉の状況によって作られていたバランス感覚が、レッスンによってゆるんだ分だけ「かたむいた」ように感じるために生じるものです。力を抜くことが可能になった筋肉が新たなバランス感覚を作っていく過程で生じる感覚なので、この「めまい」はごく一時的なものであることが多く、危険なものではありません。特に首のあたりに恒常化した緊張が大きかった人ほど、このような感覚になることがあるかもしれません。なかには「船酔い」をしたときのように吐き気を感じる人もいます。これも身体の「つもり」と今の状況が違ったことによって生まれるものです。

また、腕や足に関しても、その一部の筋肉に過剰な仕事が集中していた場合、使われ過ぎだった筋肉はらくになりますが、使われなさ過ぎた筋肉にはそれ相応の重みがかかり始めますので、その部分の感覚を感じて「だるい」「筋肉痛のような感じ」を体験される方もいます。特に腕や肩に過剰なこわばりがあった人にはそうした感覚が出やすいようです。

いずれも心配する必要はありませんが、決して「快」とは言えない体験なので驚かれるかもしれません。アレクサンダーのレッスン方法はとても緩やかなものですので、本人に準備のできていない変化は起こらないことが多いのですが、それでも時には本人の「つもり」を裏切る（上回る）変化が起こることもあります。

大変主観的な判断方法ですが、「そのだるさ」や「吐き気」が「嫌な感じ」がするか、快ではないけれど「そんなに嫌な感じではない」か、感じてみてください。それによってその変化を今受け入れる準備が自分にあるか否か、判断されるとよいでしょう。でもまず、このような「自分にとって意外な状態」を黙殺せず、アレクサンダー教師に話してみてください。

●「よい使い方」で動こうとすると、自分がとてもゆっくり動いている（ゆっくりしか動けない）ように感じることがあるのですが……

自分の動作に対する感受性が敏感になってくると、そのような感覚になることがよくあります。それは本当にスピードとしてゆっくりになっているというよりも、「意識の解像度が上がったため」であることが多いようです。

振り返って、レッスンを受ける前の自分の動きに対する感覚を思い出してみると、どうだったでしょうか？　今より「はやく動ける感じ」はするかもしれませんが、自分がどうしているのか、自分の動作に関する情報量は少なかったのではないでしょうか？　「はやく動ける感じ」は実際の動作のスピードの問題よりも、情報量の問題である場合があります。ちょうど、アニメーションか「ぱらぱらめくり」の絵のようなもので、絵の枚数が多いほうが動きの流れがスムーズですが、絵の枚数が少ないと、ポーズからポーズへの飛び方が唐突で、その「唐突さ」を「速さ」と感じてしまうようなものです。こうしたことから、レッスンを受けることでなめらかな「からだの使い方」が習得されてくると、以前感じていた動作の感覚をベースとすると「ゆっくり」動いているような感じがすることがあります。しかし、それはスピードとして「ゆっくり」なのではなく「なめらか」で唐突な落差のない感じをそのように受け取っている場合が多いようです。

また、自分に合った「からだの使い方」を心地よいと思えば思うほど、それをはずしたくないという思いも生じるので、動作に対して今までより慎重になる傾向もあるかもしれません。

あるダンサーのケースですが、彼は左回りの回転技が苦手で、得意な右方向との差が開くことを気にしていました。レッスンのなかで「得意なほうはどのような動き方をしていて、苦手なほうはどのような動きをしているか」を思い出そうとしてもらったのですが、得意なほうは自分の動作やバランスの機微を比較的細かく、ちょうどビデオか何かの画像を「スローモーション再生」するような感じで思い出せるのに対し、苦手なほうは「苦手」という意識以外に情報がほとんどありませんでした。回転中はどちらも目を開けて回っているのですが、得意なほうでは「見よう」という意識がそれほどなくても外の風景が目に映っているのですが、反対側では目を開けているにもかかわらず、硬く目を閉じているかのように、何も見えていないのでした。本人の意識のなかでも、得意な右では回転中の時間経過が滑らかにつながっているように感じられるのですが、左は「えいっ！」という感じで、連続的な運動意識は乏しいのでした。しかしレッスンをしているうちに、徐々に左右の差も小さくなり、それに伴い自然に左回りの際の情報量も増えてきたことに気がつき始めました。よく使う言葉で言うならば「動作に余裕が出てきた」「安定してきた」ということなのですが、その「余裕」は練習回数だけによってもたらされるものではなく、体験の有効さ、情報の豊かさと安定によるものといえるでしょう。回転は、時間にすれば一瞬のすばやい動きですが、「すばやい」から、あっという間の出来事で「感じる暇がない」「情報が少ない」「動作が少ない」かというと、そうではありません。そのとき（動作と同時進行）には「感じていること」を思い出す暇がないかもしれませんが、それは知覚している情報量の問題とは別です。逆にいうと、自分の動作を「ゆっくりに感じる」ときは動作そのものが「ゆっくり」とは限らず、「いろいろなことを感じながら動けているとき」であったりします。

同様の現象は、ミュージシャンが弦楽器でアルペジオを弾いているときや、声楽家が音符や歌詞の密度の高い歌をうたう場合、あるいはテニスやゴルフなどのプレーヤーの「ラケットやクラブを握ってボールに当たるまで」といった、連続的で速い動作を行うときにも見られました。もちろん、日常動作のなかにも多々あります。

こうした「知覚の解像度が上がる」現象は「上げよう」と思って上がるものではなく、適切でない苦手意識や筋力の過集中を解消した結果、自然に（必然的に）訪れるものです。あせらず、感じていることを感じてみてください。

●せっかくよくなってきていたのに、また痛みや違和感を感じるのですが……

このような体験にがっかり感を禁じえない方も多いと思います。レッスンを進めていく過程でありうることを考えると、それは「状態や症状の悪化」「逆戻り」を意味するものというよりも、「悪化に向かいそうなプロセスに敏感になり、また痛みを引き起こすような〈使い方〉をしたときに早めに気がつくようになった反応」である可能性が高いです。これまでは「結果報告」としてしか関知できなかった痛みが「経過報告」（ちょっとずれたところから使っているよ、とか、ちょっと疲れてきているよ、とか）として知覚できるようになるからです。以下のことをチェックしてみてください。

(1)　「痛み」や「違和感」の度合いは以前と比べてどうでしょう？　同じくらいですか？　弱いですか？　またこれまで「腫れ」や「こり」などの身体症状を伴っていた人は、その状態もチェックしてみてください。

(2)「痛み」や「違和感」を感じたときにどのような行動をしていましたか。

もしも、(1)で「痛み」や身体症状が弱いような感じであれば、レッスンによって「本格的に痛める前に自分の「からだの使い方」のロスに気がつくようになったから」という可能性が高いかもしれません。また、(2)で、これまでならもっとひどい状態になってからでないと「痛い」「おかしい」と自覚できなかったのに、早めに気がついているようであれば、さらにその可能性は高いです。

また、なかには体調がよくなったので「つい、調子に乗って」いつもよりたくさんの運動をこなしてしまっている場合もあります。動くこと自体がつらかったときには、いちいちの動作を気にし、同時に「動作すること」と「負担感」が結びついて認識されることが多いものです。しかし、同じ動作がらくになってしまったので、量的にたくさん動けてしまっていているのにそれには気がつかず、「それだけ動いていれば、疲れるのは当然」という自然な疲労感を「逆戻り」のようにとらえていたケースもありました。

もしもあなたの状態がこれに当てはまるようであれば、それほど心配することはありませんが、当てはまらない場合や気になる場合は、念のため医師の診察を受けるとよいでしょう。

レッスンが進んでくると知覚が以前より敏感になり、自分の状態に対して「鈍感」でいられなくなってきます。自分の状況について「結果報告」ではなく「現状報告」が頻繁に入るようになるのです。それにより本当に傷める前に「使い方がちがうぞ」と気がつくことができるようになるのですが、それは同時に「痛み」といえば「結果報告」だった自分の感覚を戸惑わせるでき事でもあるでしょう。「からだ」が口うるさい「文句言い」になったようで「ウルサイ」と感じることもあるかもしれません。

「痛み」を感じることが「結果報告」だったころは、それに対して自分自身で対処できることはそんなになかったかもしれませんが、「現状報告」であれば、その都度それなりに自分の「からだの使い方（使われ方）」に注意を払うことで改善が可能です。違和感を感じるからといってそのこと自体を「わるもの」に思いすぎず、自分がどのような傾向に陥りやすいのか、思い出してみてください。

アレクサンダー・レッスンは治療とはどう違うのですか

「レッスン」も「治療」も、それを受けようと思うきっかけが痛みや損傷などの身体症状であることや、その人の状況の改善を願っていることは共通しています。しかし、アレクサンダー・レッスンでは症状の排除が第一目的ではなく、本人の自覚を伴った状態で、よい状況にしろ、悪い状況にしろ、それがどのようにしてつくられるのかに着目していきます。特にアレクサンダー・レッスンで主体とするのは習慣（日常）性の問題です。習慣によって引き起こされる問題は、突発的なでき事に損傷の原因があったり、その目的意識の持ち方や方法に決定的な間違いがあるというよりも、それを行動に移す際のタイミングや順番や力のバランス、つまり「からだの使い方」に問題があることが多く、「治す」視点よりも「知る」視点によって解決に導けることが多いのです。

自分に合った「からだの使い方」は、からだの調子を回復させるためだけに用いるものではなく、ごく日常的に「使って」もらえるものであることも、「治療」とは違うポイントでしょう。

自分の「からだ」を知らないがために、「調子がよくない」と感じている時間が自分の生活の大半を占め、しかもその原因がはっきりしなかったり、自分に何ができるのかがわからないということは、ときにその症状以上に絶望的でつらいことです。「悪い状況」のときにはがっかりすることしか自分にできることがないのではなく、かといって状況を「無視」して「通常通り」をムリに押し通すのでもなく、状況に応じて「自分にできること」（対応力やフレキシビリティ）があることを学ぶことが自分の生活を楽しむ力になれば、アレクサンダー・テクニックを教えている身としてはとても嬉しいです。

●他の治療や体操、身体技法と同時進行でレッスンを受けても大丈夫でしょうか

基本的に問題ないと思います。「からだの使い方」は、その人が何をしていようとも関係のある根本的な事柄ですから、むしろ自分自身がどのようにその体操をするか、どのように治療を受けるか（言われるままに動作のまねをしたり、指示に従うだけではなく）、より主体的にその行為に取り組めるようになるでしょう。

仮に心配があるとすれば、治療中のクライアントが楽観的になりすぎることかもしれません。心臓

疾患、呼吸器系の疾患、ホルモンのバランスに関係がある子宮や卵巣の疾患、貧血症、リュウマチなどの症状は、無意識の「からだの使い方」によってその症状が増幅されている（あるいは「からだの使い方」が適切でない部分をもすべて病状だと思っていた）ことがあるので、レッスンを受けることによって劇的に体調の改善を体験する人もいます。その「変化の幅」の大きさに心を奪われ「これで治るのではないか」と思われる人もいますが、それは「早とちり」です。レッスンでお手伝いできるのは「からだの使い方」に関することだけで、レッスンによって病気を治療しているわけではありません。感じられる症状が軽くなっても油断をせず、医療機関でのチェックや治療を受けてください。

また、なかにはどのような行動に対しても完璧な「からだの使い方」をしようとして、かえって自分自身にプレッシャーをかけすぎたり、できなくていらいらしたりする人もいます。関心と「やる気」の反映とはいえ、「からだの使い方」という概念に「使われる」身になってしまうのは、本末転倒です。「あれもやらなくちゃ、これもやらなくちゃ」というふうに、それらの行為が「ひとりのじぶんがしていること」として共通性をもてず、ただの情報過多に陥ってしまうこともあるかもしれません。ときには「やりたいことを全部キープしなくちゃ」ではなく「今はどれか」を選択したほうがよい場合もあります。後の「アーティストから比較的多い質問」のなかの「稽古場ではついいつものくせで動いてしまいがちで、自分に合った〈からだの使い方〉を十分に生かすことができなくて、いらいらすることがありますが……」の項目もご参照ください。ヒントになるかもしれません。

◎痛み止めやトランキライザーなどの薬物や、杖、コルセットなどの装具とのつき合い方について

レッスンを受けに来るクライアントのなかには、特定の病気の治療中で病状を抑えるための投薬を続けていたり、頭痛や肩こり、関節痛などの痛みがひどいときには痛み止めを使用することが習慣になっている人もいます。つらい症状ゆえに薬を飲み続けていることから、その状態を快く思っていない人は多いことでしょう。なかにはある種の「罪悪感」すら感じているのか、申し訳なさそうに投薬中であることをこちらに報告してきたり、「飲んでいてもいいのでしょうか」とおっしゃる方もいます。コルセットや杖などの補助具をつけている方のなかにも、同様の反応をされる方がいます。

痛み止めや抑制剤を飲んでいたり、コルセットなどで肉体を保護していることで「レッスンで感じられることが鈍くなるのではないか」と心配される方もいます。しかし薬を飲まなければ、痛みや困難さのほうがクローズアップされることもあるのですから、レッスンだからといって「特に」投薬を止めたりコルセットをはずすのではなく、とりあえず「いつもどおり」の状況で様子を見てみるほうが順当だと考えます。そのうえで、総合的により負担の少ない方向へ改善していければよいと思っています。

また、「薬を飲んでいること」や「装具を使用していること」が長期化、恒常化していると「それ」

と「そのつらい症状にあること」が認識のなかで一体化し、その使用に対してよい印象がなく、一刻も早く「止められる」ことが「治る」ことであるかのような印象を持っている方もいますが、それはやや早急な考えです。薬を飲んでいることが「悪いこと」ではありませんし、補助具を使用することも「悪いこと」ではありません。レッスンを教える側としては、「そういう状況」が今その人が置かれている状況として考え、そこからレッスンを始めたいと思います。そこから何ができるかを考えたほうが現実的でしょう。イメージによる思い込みで行動を規制したり規定したりすることのほうが危険です。

これはある意味で全く逆のケースですが、「薬」というものに対して過剰に「よいもの」というイメージを抱きすぎて危険に陥ったケースもあります。あるクライアントは家族が「薬」は「よいもの」というイメージを持っていたために、幼児期から過剰な薬品の投与を受けていました。胃が痛くならないようにと胃薬を飲まされ、風邪をひかないように風邪薬を恒常的に投与され、かえって体調を崩し、生え変わってきた永久歯が黒くなってしまった人もいました。

絶対的に、あるいは自動的に「よいもの」など存在するものではありません。毒ではない、日々不可欠な「食べ物」ですら、食べ過ぎたり食べなさ過ぎたりすればそのことで「病気」になるのですから。思い込みであわてて判断を急ぐのではなく、「どうしてそう思っているのか」を改めて考えてみる機会として、レッスンの時間を利用してもらえるとよいと思います。

アーティストから比較的多い質問

●「あがる」ことについては、何か改善できますか

本番やオーディションの際に「あがる」（緊張する）ということはよくありますし、いつもと違う場所に立ち大勢の人の視線を浴びるのですから、緊張しないほうがむしろ不自然かもしれません。

場所などの「いつもと違う状況（環境）」に対するものとして「緊張感」を感じること自体は自然ですが、それが普段できていることもできないような「ちから」に転じるようであれば、それは何か物理的に存在している「違い」以上（以外）のものに、応じるべき「ちから」以上のちからで、舞台の上で反応してしまっていると考えたほうがよいでしょう。もしもそのような反応であるならば……対応すべきものに対応すべきタイミングや順番で応じておらず、そのことが具体的にはどのような行動や筋肉の緊張になっているか、という問題であるなら、「あがる」という現象も「認識」と「行動」を結ぶ「からだの使い方」の問題として、何かアドバイスできることがあるかと考えます。

これまでレッスンに来たクライアントと話をしていて浮かび上がってきたことは、どうやら「自分がしていることがつながっていない」率が高いほど本番で「じぶん」を失いやすく、自分の実力（これまでできていたこと）を発揮できないような「あがり方」をしやすいようだ、ということでした。自分の動作がプロットごとに断絶していて連続性に欠け、知らないうちに「穴」があいている場合が

あるのです。あるいは、練習と本番で内容的に全く違うものを自分に課しており、普段の練習が「練習」になっていない人もいます。

例えば、練習の際に「間違わないように」という観点からの練習ばかりしていると「自分のしていること」に関する情報が偏ってしまい、「できない」箇所はよく記憶しているが「できる」箇所についてどのような行動をして「できる」のか記憶がないということがあります。本番のような緊張が生じる状況下で「記憶がない」ものを再現することが難しいのは当然かもしれません。たいていの方が「練習では間違えた記憶のないところ」で本番はミスすることが多いのはそのためのようです。

二四六頁の「対人恐怖」の項目でも紹介しましたが、自分自身の「からだ」よりも「目にしたもの」にリアリティを奪われやすい状況になっている場合、さらに自分の意思と行動を疎通させることは難しくなります。

それにミスを犯さないことに重点をおきすぎた練習を重ねている場合、力づくでミスの発生を抑えていることが多く、無意識にかなり身体的に無理な「からだの使い方」をしていることがすでに長期化していることが考えられます。それでも自覚的な故障にもならず、ミスも発生しない場合もありますが、身体的に滑らかなからだの連動がとりにくく、意識面でもミスを中心にしか行動を把握していない状態で本番の緊張感にさらされることはかなりリスキーです。

優れたパフォーマンスを披露したアーティストやアスリートの口から「夢中で」「我を忘れて行いました」というコメントが聞かれることがありますが、それを「あがる」現象にみられるような「自失的忘我」と同一視するのは早とちりのように思います。ときどき、こうしたコメントを早とちりして「我を忘れられればよいパフォーマンスができるのではないか」と考えをあせる人もいますが、残念ながらそれは似て非なるもののように思います。よいパフォーマンスができたときに「夢中で」いられるとすれば、それは「余計なことをしない」「するべきこと以外のことをしない」状態でいられるからであって、本当に「記憶がすっ飛んでいて、何をしているのか覚えていない」というのとは少し違うようです。よいパフォーマンスができたときの記憶を思い起こしてもらうと、多くの人が「ある種の興奮状態にありながらも冷静であった」「カーッとなって周りが見えない感じとは違う集中感」を体験していたりします。

言葉のイメージだけにとらわれず、冷静に「その状況がどのように生み出されているのか」をみてみることから、自分らしい実力の発揮のしかたが見えてくるのではないかと思います。

●アレクサンダー・レッスンを受けるようになってウォーミングアップやストレッチの感覚が変わってきたのですが、どのようなことに注意すべきですか

アレクサンダー・レッスンを受けるようになってから、からだ全体の柔軟性（連動性とでも呼ぶべきもの）が高まり、これまでよりずっと軽いウォーミングアップで「すっと稽古に入っていける」という人は多いです。手前味噌なお話ですが、私自身も普段は全く運動らしい運動をしないにもかかわらず、急に運動をしても筋肉痛というものにほとんどならなくなりました。特別な柔軟体操などもしていないのですが、基本的に柔軟性も落ちないようです。

そうした自身の「からだ」の変化から、これまでの動作の仕方に疑問と、改めて興味を抱かれる方は少なくありません。本格的な稽古に入る前に「ウォーミングアップ」や「ストレッチ運動」と称する動作をすることを奨励されることは多いと思いますが、残念ながらそのなかにはあまり効果的ではなく、むしろ筋肉を硬化させるような危険なやり方がそのまま定番化されていることも少なくありません。「からだの使い方」という観点から自分の稽古の定番メニューを見直したときに、「これって、ひょっとしたら違うんじゃないかな」という疑問が湧いてくることはよくありますが、歓迎すべき疑問だと思います。

具体的な指示は個別にすべきことですので、ここでは「避けるべき」方法だけを大まかに紹介しておきます。

まず、ウォーミングアップとしてのストレッチ運動を「自分の柔軟性や調子を計るテスト」のように用いるべきではありません。運動を始める前に、いきなり自分の筋肉を限界まで引っ張るようなまねは避けてください。クライアントのなかには、そのようなきつい運動に収縮した筋肉が発する熱感を「筋肉が温まっている感じ」と勘違いしていた人もいましたが、それは非常に危険です。稽古を始める前のストレッチ運動では、関節の可動域の限界をこの時点で稼動させる運動は必要なく、むしろ関節の位置や筋肉の方向を正確に捉えながら、動作を通して「自分自身の身体をすみずみまで自分の〈感覚の視野〉に入れる作業」とすべきです。そうした作業を通して本格的に「動ける」からだを準備するのがウォーミングアップの目的です。大きな動作ではなく、正確な動作が大切です（クールダウン運動にも同じことが言えます）。

また、「やればやるほど伸びる、やわらかくなる」という考え方も危険があります。大きくからだをひねったり、曲げたままのポーズで長い時間じっとしてしまうのは、必ずしも有効ではありません。「やり方次第」ではあるのですが、一般的に、あまりにも長時間そのままのポーズをとっていると、筋肉の使われ方が「その形をキープするため」の使い方に切り替わってしまいます。

自分のウォーミングアップやストレッチ運動のやり方に疑問を感じたら、ぜひ具体的にアレクサンダー教師にきいてみて下さい。

●最近、稽古に行っても「以前のように熱心でないのではないか」と感じることがあるのですが……

一本気にがむしゃらになることを「熱心さ」と思ってきた人にとっては、身体的にずっとらくに、そして冷静に、自分の行動とその感覚を感じ取りながら行う稽古の仕方は、「冷めている」かのように感じられるかもしれません（「冷めている」のではなく「覚めている」だけなのですが）。

自分自身に無理難題を課すことだけが努力の仕方ではありませんし、それを「できるまでやる」ことが「努力」や「向上」であるとは限りません。しかし知らずにとはいえ、これまでそのような方法でしか練習や稽古を行ってこなかった人もいますし、それにともなって身体的にも過剰な「からだの使い方」をしてきた人は少なくありません。過剰に力で頑張ってきた人ほど、らくに行動が行えるようになったことを一瞬「さぼりなのではないか」などと不安に思ってしまうことは、自分の状況を計る感覚が転換期にあるときに起こりやすいことです。「らく」になって、「今やっていることがつまらなくなった」と感じているのなら、もしかしたら「熱心ではなくなった」のかもしれませんが、そうでないのなら「自分の状態を把握する感覚が変わってきている時期」と考えたほうがよいかと思います。

ちょっとショックな言い方かもしれませんが、音楽やダンス、演劇あるいはある種のスポーツなどの創造的な身体表現を学ぶ人のなかには、「創造的なこと」や「表現すること」には本当は興味を持っておらず、好きでもない人もいます。その人にとってのその場の意味は、自主的に何かを生み出したり、そのための方法を考えたり、その方法を練習する場というよりも、日常とは別の「ストレス発散の場」であったり「何かを必死にやっている感じ」を感じたいがための場、あるいは「仲間との連帯感を感じる場」である要素が強い人もいます。それも一つの楽しみ方ですから、決して悪いことではありません。ただ、その自覚がなく表現活動をしてきた人のなかには、アレクサンダー・レッスンを通して「自分」に目覚めることで、それに気がつき、その「気づき」の感覚を「熱心でなくなった」というかたちで感じ取る人もいます。

レクリエーションとしての表現活動も、創造行為としての表現活動も、どちらも素敵なことですが、同じものではないことを理解しておいたほうが「わかりやすい」と思います。

●稽古場ではついいつものくせで動いてしまいがちで、自分に合った「からだの使い方」を十分に生かすことができなくて、いらいらすることがありますが……

「からだの使い方」の有用さ、「使い勝手」がわかりはじめたからこその、嬉しいコメントではありますが、稽古の場で「からだの使い方」としても一〇〇パーセント、稽古としても一〇〇パーセント、合計二〇〇パーセントのパーフェクトを狙っても無理があります。

稽古場で一番大事なことは、「稽古をする」ことです。その場において「からだの使い方」はよりよく本人の実力を引き出し、質のよい稽古をするための「たすけ」に過ぎません。

ですから、稽古場では「よいからだの使い方をしよう」などということを第一に思わなくても大丈夫です。思わなくても、自分の「からだ」に合わないやり方で何かをしようとすると「あれ、なんか違うなあ」という「違和感」というかたちでそれを感じると思います。そのときに少しだけ自分の「からだ」や自分が陥りやすいパターンを思い出してみてください。思い出せる範囲で大丈夫ですし、思い出せることが重要です。

そのような作業のなかから、自分ができる動作がどのようになり、どんな感じがするか、それを確かめながら自分なりの方法を豊かにしていってもらえるとよいと思います。そのようにしているうちに、「からだの使い方」としても、稽古の内容としても、納得のいく行動ができるようになってくると思います。

●筋肉を緩めて使うと、たるんでしまうのではないかという恐怖心があるのですが……

スタイルを気にされる方から多い質問（質問と言うよりも、心配事）ですが、それに限らず一般的に「じぶんのからだ」という感覚を作っているのが多くの場合「筋感覚」なのだということが垣間見えるコメントですね。

これまで筋肉を硬く緊張させて動きすぎていた人が、その「しすぎ」に気がつき、「使い方」を変えていく過渡期でそのような不安に見舞われることはよくあります。かちかちだった筋肉が緩んだ感覚を「脂肪がついたのでは」と心配される人もいます。ですが、しばらく自分に時間の猶予を与えてあげて「本当に緩めたままでもこれまでどおりの動作が可能か」などをみていてもらうと、その疑念は取り越し苦労であることがわかってくると思います。俗に言う「筋肉太り」だった人はやせ始めるケースも多いです。

●筋力トレーニングは必要でしょうか

より誠実にこの質問に答えようとするなら、それはあなたが何のために筋力トレーニングをしようと思い、筋力トレーニングに何を期待しているかによります。

極端な比較かもしれませんが、ボディービルダーとダンサーでは筋肉の使い方が全く違います。ボディービルダーに必要な筋肉トレーニングはその筋肉をどのように使うかよりも、筋肉を大きくし美しい形に仕上げることに目的があります。対してダンサーの筋肉は、より機能的な用途を持っており、量的に筋肉をつけるよりもしなやかにすみずみまで動くことが要求されますから、「筋力トレーニング」をするにしてもその内容は違ってきます。また、コンタクト・スポーツ（アメリカン・フットボールや、ラグビー、格闘技など）における筋力トレーニングは、スピーディーな動作のためと同時に、いくらかそれより多い割合でハードなコンタクト（ぶつかり合い）に耐えられる「外壁」や「重し」としての筋肉を作るという役割もあり、それはマラソンや体操やダンスをしている人にはあまり必要とされないものです。また文字通りの「筋力」を養うためのトレーニングのほかに、コンタクト・スポーツの場合は「痛みに耐える」「痛みや負担に慣れる」という内容がそれに課せられている場合もあるようです。

私のところに来ていたあるスポーツ選手は、「筋肉の位置感覚」が実際の位置と違っていたために、左右の腕の筋肉の発達に著しい格差が生じてしまい、隅々まで筋肉を使いきれずに断裂を起こしてしまいました。ですから、少なくとも筋力トレーニングを「やれば強くなる」というふうに考えるのは短絡的過ぎるでしょう。

もしも「身体機能を向上させるトレーニング」の代名詞として「筋力トレーニング」を考えているのでしたら、少していねいに内容を見直す必要があるでしょう。

あとがき

この本の原稿を書いているときに「〈本を書く〉って、考古学的な作業だという気がする」と、編集の長林さんに話したことがある。

自分がこれまで仕事でしてきたこと、自分にとって「あたりまえ」なことを言語化する作業は、形にするにしても「地表に何かを新たに建設する」というより「自分の足元を掘る」ことのような感じがしたのだ。

私は考古学者ではないし、発掘調査にも参加した経験はない。だから考古学調査がどのようなものなのかは、文献上でしか知らない。中学生の頃、古代エジプト・マニアだった私は、日本語で読める限りの古代エジプトに関する本を読みまくったのだが、そのときに読んだ「どうやって地中の王墓は発見されたのか」などの「発掘作業」の記憶が、ノートを傍らにパソコンに向かう自分の作業と、何かの拍子にリンクしたのだと思う。だが、こうした「したことのない作業」に私なりのリアリティを持つには、書かれていた情報を実感に変換できるような、体験的要素もそれなりにあったはずである。それがどんなことだったかは、具体的に思い出せない。だが、例えば人の話を聞いていて、説明的に正確な話を聞くよりも、体験的エピソードを含んだ「たとえ話」などを差しはさんでもらうほうが「よくわかる」ことがあると思うのだが、ものごとに対して「実感をもつ」には、ただそれを「実際に行う」だけではなく、情報や体験を自分なりにピクチュアライズ（画像変換、記憶化）したり、リアライズ（リアルに感じる、想像する）する、という作業なしではリアリティを得られないように思う。

さらに長林さんに「もう自分の脳の溝がかゆくなっちゃって、その溝を一つ一つ爪楊枝とか刷毛のようなもので掃除しているような感じがするんです」と言うと、彼は笑っていた。「でも、そういう言い方をするとよくわかりますよね」と少し面白そうにおっしゃった。

破綻なく会話はつながっていたのだが、今思い返すと、話している私のなかで「掘り返している地面」は自然に「私の脳」にすり替わっていて、相手も暗黙のうちにそれを理解していたように思う。あるいは「地面」から掘り出したものが私の「脳みそ」だったのだろうか。自分の「足」で、自分の「脳」が埋まっている「地面」を踏んでいるところを想像すると、なんとも奇妙な気分になる。

言うまでもないが、私は自分の「脳の溝」を触った経験はない。したことがないにもかかわらず、どうしてそのような表現が私のなかでフィットしてしまうのか、自分でもよくわからない。わからないが、「かゆさ」のあまりに、近しい人たちに「脳の溝がかゆいー」とこぼした際にも「わかる、わかる」と言ってもらえたから、私だけに起こる現象でもないのだろう。そのとき本当に「脳の溝」で何かが起こっているのかもしれないが、しかし「脳」という場所ではないのかもしれない。そのこともわかっている。でも「そんなふうに感じられる」という意味で私にとっては「比喩」というより

「事実」なのである。そしておそらく聞き手とても「脳の溝」に触ったことがあるわけではないのに、「わかる」などと言ってもらえることも、別に異常なことではないけれど不思議な現象かもしれない。

私は、実に簡単に「リアリティ」とか「実感」とかいう言葉をちりばめながら、これを書いているが、それを自明のことのように使うのは、やはり何か「かゆい」のである。はたして、上記のような物事の捉え方や感じ方や伝わり方を、既存の日本語では何と言っているんだっけ？イメージ？リアリティ？理解？実感？具体化？共感？どれにもかぶっているような気はするが、「そこで起こっていること」をずばりと表現する言葉はうまく見つけられないような気もする。しかし「こういうこと」「こういう感じ」にはすでに覚えがある。すでに知っているし、使っている。これを読んでくださっているあなたも、そうではないだろうか。

私たちは「ふつうに」ものを感じて、その「感じ」に基づいて考え、行動し、生きている。しかし「実感」とは何なのか、あるいはそれによって感じられる「世界」とはどんなものなのかを表現することは、容易な作業ではない。容易ではないがとても魅力的な作業でもあると、私は感じている。ある意味で、文学や音楽、絵画、舞踊、あるいは数学や科学、脳生理学も、「世界」を表現するための「言語《ツール》」だという気がする。しかし、どれほど美しく繊細に行われた仕事を前にしても、「自分は何を感じているのか」が失われた感覚では十分にその美しさを見出すことはできない気がするし、また自らが自分に恥じない美しい仕事を生み出すことも難しいように思う。「感じられる」ことが痛みやインパクトの強い感覚にだけに限られるのは「世界」の矮小化である。また「美」や「正」がその矮小化から目をそむけるためのプロパガンダと化してしまうことも、また矮小化であろう。

つたないながらも、この本が「感じていることを感じる」ことの手助けになったなら、幸いである。

レッスンを通して、私は多くの人たちにお会いすることができた。いずれの方がたも、おそらくこの仕事をしていなかったら出会えなかった人たちであり、仕事を通してだからこそ向かい合えた人たちだったと思う。特に苦難のなかにも自分自身の未知なる可能性に興味を持ち、クリエイティヴな精神を持ったクライアントさんたちとのレッスンは、私にとっても本当に楽しく、学ぶことの多い時間であった。常態化した問題事項と敵対するのではなく、そこからさまざまなものを見出し、学ぶ、「生きること」に「旺盛な食欲を持つ」彼らとの出会いがなかったら、私はここまで仕事を続けていなかったと思う。この場を借りて心から感謝を表したい。

また、私の事務所のフローテーション・タンクの建設には、東北大学未来科学技術共同研究センターの岩田一樹博士にご協力いただいた。研究者としてだけでなく、自身の柔らかな感受性を持って意識、身体感覚、脳機能といった「世界」に向かい合われている氏との会話は、仕事を進めていくうえで大きな励みになった。

そして長い時間、私のわがままに辛抱強くつき合って下さった編集部の長林伸生さんにも心から感謝する。ありがとうございました。

なお、本書で紹介したレッスンの様子は、芳野香が指導するアレクサンダー・レッスンを紹介したものである。

芳野香が主宰するアレクサンダー・テクニックの個人レッスン、グループレッスン、ワークショップ、「使える解剖学講座」などについては、下記までお問い合わせ願いたい。また、下記のホームページには個人レッスンやワークショップの予定などの情報が早めに掲載され、アレクサンダーのコミュニティへのリンクなども付いているので、アクセスが可能な方はそちらをご覧いただくのが便利かと思う。

アレクサンダー・テクニック・センター　スタジオK
〒六〇四-〇八〇五　京都市中京区百足屋町一四六―二〇一
電話・ファックス　〇七五―二五一―〇五三三
電子メール　BZW05131@nifty.com
URL　http://homepage2.nifty.com/studioK

著者紹介

芳野　香（よしの　かおり）

「アレクサンダー・テクニック・センター　スタジオK」主宰。全米アレクサンダー教師協会AmSTAT（American Society for the Alexander Technique）およびACAT（The American Center for the Alexander Technique）公認教師。

1991年渡米。1994年，ACATにて日本人としてはじめて最年少で全米公認資格を取得。その後個人レッスンのほか，ACATにて後進の指導，マニス音楽大学，ジュリアード音楽院ダンス科の授業でも指導。

1995年帰国，京都に「アレクサンダー・テクニック・センター　スタジオK」設立。1997〜99年，平安女子短期大学にて非常勤講師としてアレクサンダー・テクニックをベースにした授業を行う。

著訳書に『アラクサンダー・テクニークにできること』（共訳，誠信書房，1999），『サイケデリックスと文化』（共著，春秋社，2002）。個人レッスン，講演，ワークショップなど指導多数。

アレクサンダー・テクニックの使い方
——「リアリティ」を読み解く

2003年6月30日　第1刷発行
2013年6月20日　第6刷発行

著　者　芳野　香
発行者　柴田敏樹
印刷者　西澤道祐

発行所　株式会社　誠信書房
〒112-0012　東京都文京区大塚3-20-6
電話　03（3946）5666
http://www.seishinshobo.co.jp/

あづま堂印刷　協栄製本　落丁・乱丁本はお取り替えいたします

Printed in Japan
ISBN4-414-40355-3 C1011

ひとりでできる アレクサンダー・テクニーク

ISBN978-4-414-41420-2

J. チャンス著　片桐ユズル訳

アレクサンダー・テクニークは，首からはじまるあらゆる緊張をとる理論である。コリや痛みで固くなっていた緊張がほぐれると，からだは本来のバランスを取り戻し，深い睡眠・呼吸・血圧の安定・身体能力の活性化などを促す。本書では，まったくの初心者のためにその理論と実際のレッスンを解説している。

目　次

1　概観
2　アレクサンダーの物語
3　動きの生理学
4　アレクサンダー・レッスン
5　教えの系譜
6　ひとりでできるアレクサンダー
　1. 第一次的支持パターン
　2. 後頭下筋を感じる
　3. セミスパイン
7　動きの解剖学
　1．方向性を発見する
　2．方向性を応用する

A 5判並製　定価(本体2600円＋税)

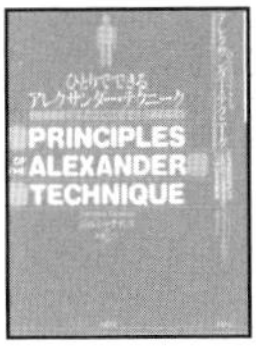

アレクサンダー・テクニークの学び方

体の地図作り

ISBN978-4-414-40265-0

B. コナブル・W. コナブル著
片桐ユズル・小山千栄訳

人間に備わっている生来のすばらしい能力を取り戻してくれるアレクサンダー・テクニーク。体についての誤った認識を正し (体の地図作り)、気づきを高め、心身を自由にして柔軟性と調和を回復するためのマニュアル。

主要目次

アレクサンダー・テクニークの勉強にようこそ／押し下げ／脊椎の法則／あなたの筋感覚と , それをどのように使ってテクニークを学んでいくか／楽に呼吸する／アレクサンダーと話し方／それをやりながら , あなたの脳の地図を作りましょう／あなたが運動訓練をするなら／眠りと休息／あなたが虐待や暴力に苦しんだ人なら／アレクサンダー・テクニークと身体テクニーク関係／他

付録　あなたが楽器演奏家なら／あなたが歌手なら／あなたがダンサーなら／なたが俳優なら

A 5判並製　定価(本体2500円＋税)

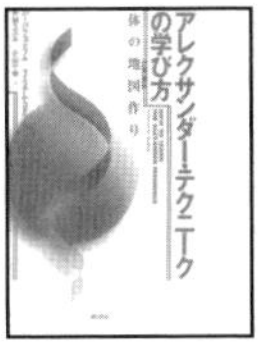

音楽家ならだれでも知っておきたい「からだ」のこと

アレクサンダー・テクニークとボディ・マッピング

ISBN4-414-40280-3

バーバラ・コナブル著
片桐ユズル・小野ひとみ訳

音楽を演奏するすべての人のために,「人のからだはどのようにできているか」「どうすれば自然にからだを使って音楽ができるか」について，全頁わたりユニークなイラストを使ってわかりやすく図解する。からだの自由と技術の獲得のための感受性を高める基本原理を説明した興味深い入門書。

本書の内容

B5並製　定価(本体2000円+税)

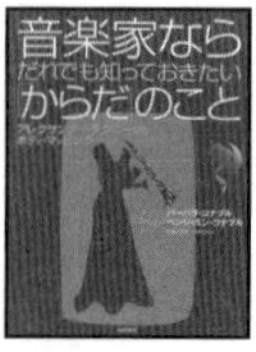

音楽家ならだれでも知っておきたい「呼吸」のこと

豊かに響き合う歌声のために

ISBN4-414-41412-1

バーバラ・コナブル著 小野ひとみ訳

呼吸は、歌を歌う人だけではなく、音楽を演奏するすべての人にとって非常に重要な行為である。本書は，人間に本来備わっている精緻な呼吸のメカニズムを豊富な図解によって明快に解き明かしており，音楽をするすべての人が知っておくべき情報が満載されている。

目　次

B5並製　定価(本体1500円+税)

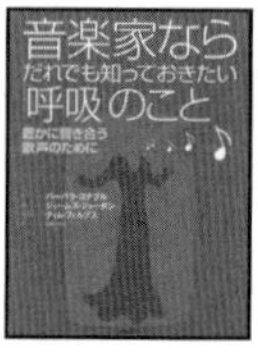